ERZÄHLUNG

Helen Griffiths

Hexentochter

Helen Griffiths

Hexentochter

Aus dem Englischen
von Wolf Harranth

RAVENSBURGER BUCHVERLAG

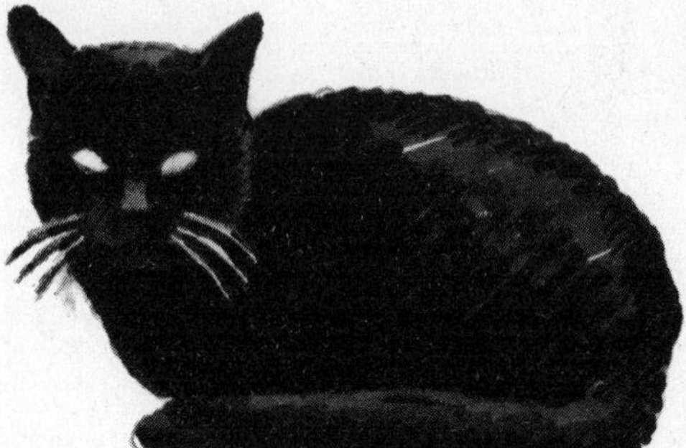

Mit Bildern von Cornelia Funke

Lizenzausgabe
als Ravensburger Taschenbuch
Band 2012,
erschienen 1996
Erstmals in den Ravensburger
Taschenbüchern erschienen 1992
(als RTB 1829)

Die Originalausgabe erschien 1975
bei Hutchinson Junior Books, London
unter dem Titel »Witch Fear«

Die deutsche Erstausgabe erschien 1989
in der Benziger Edition im
Arena Verlag, Würzburg

Umschlagillustration: Sabine Lochmann

Reihenkonzeption RTB :
Heinrich Paravicini, Jens Schmidt

**Gesamtherstellung: Ebner Ulm
Printed in Germany**

6 5 4 3 2 1 01 00 99 98 97 96

ISBN 3-473-52012-8

ERZÄHLUNG

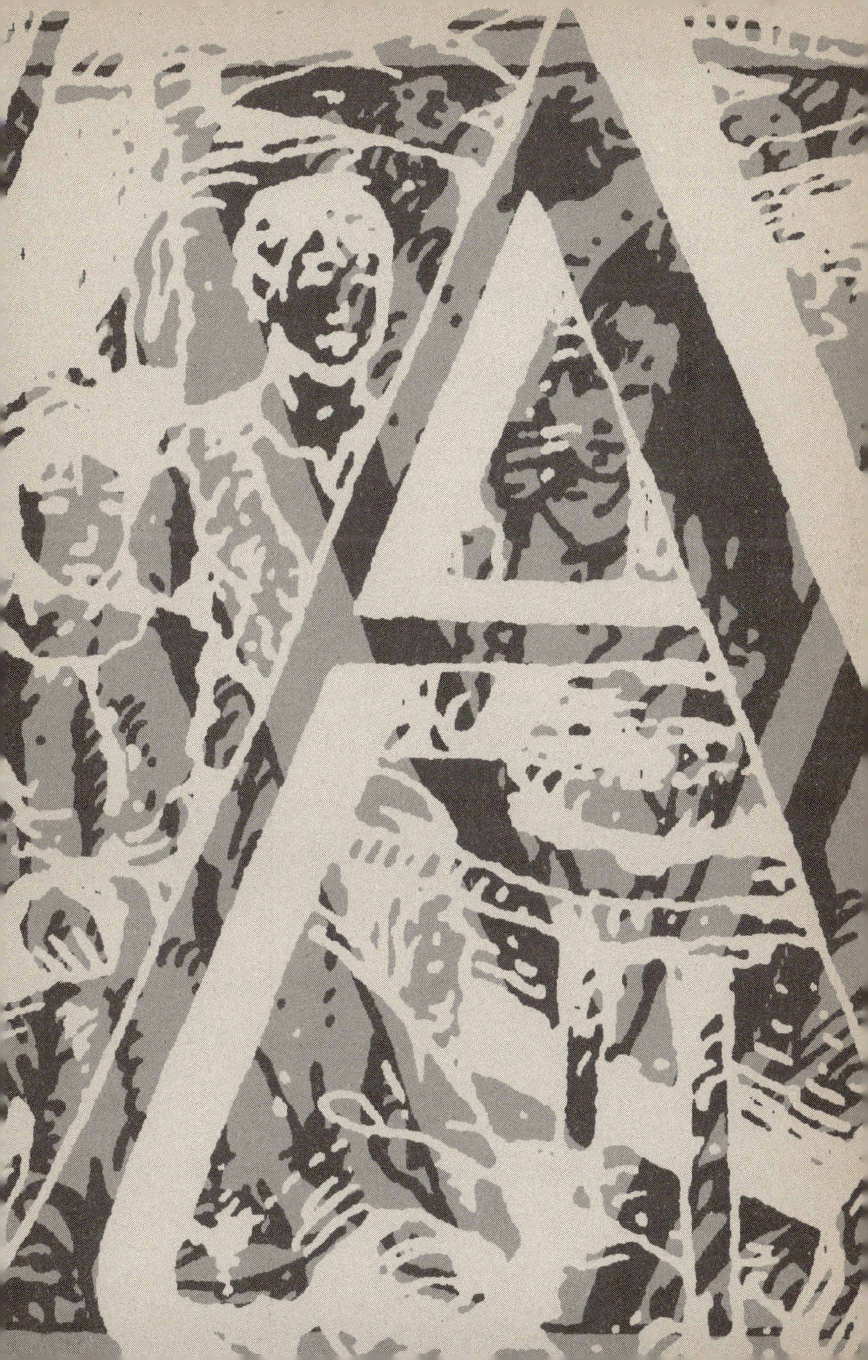

um das Jahr
1640

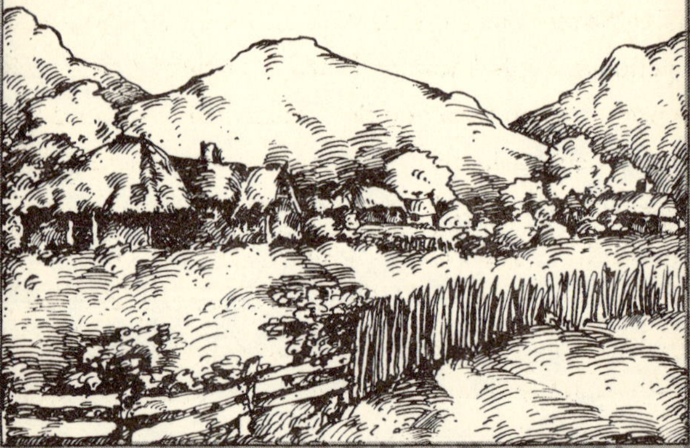

Als Agnes zum ersten Mal ins Dorf kam, hielten die meisten Leute das für einen Fingerzeig Gottes. Erst etliche Jahre später begannen dieselben Leute unter vorgehaltener Hand zu sagen, daß sie sich vielleicht hatten täuschen lassen und daß das ebenso geheimnisvolle wie unerwartete Auftauchen dieses Mädchens in Wahrheit die Einkehr des Teufels gewesen sei.

Das Dorf war wunderschön gelegen. Die steilen Berghänge ringsum schirmten es von den ärgsten Winterstürmen ab. Wasser gab es mehr als genug: Bäche und Quellen und einen voll dahinströmenden Fluß, an dessen Ufer sich die einzige Straße entlangzog, die zur Außenwelt jenseits der wogenden Gipfelkämme führte. Dichte Föhrenwälder wechselten ab mit reichen Beständen an Eichen und Kastanien, an den Ausläufern der Berge standen Buchen, und im Tal selbst war die Erde schwarz, fett und ertragreich.

Im Frühling grünte alles in dutzendfachen Abstufungen. Im Spätsommer stand golden der Roggen im Tal, und der Herbst – die Zeit des Sterbens, die Zeit, als Agnes kam – prangte gelbbraun und rot in der letzten Pracht des Jahres, ehe die Schneefälle einsetzten.

Anderswo umgab man damals viele Siedlungen mit hohen Palisadenzäunen und verrammelte nachtsüber das Dorftor; nicht aber hier. Gut hundert Hütten, meist aus Rohrgeflecht und Lehm, lagen über den gesamten Talgrund verstreut. Nur die Kirche, das Gemeinschaftshaus und die beiden Schenken waren solide gebaut und standen Seite an Seite. Sie und die üppigen Gemüsegärten verrieten, daß weithin alles aufs beste gedieh. Das konnte man den Dorfbewohnern geradezu vom Gesicht ablesen.

Die Menschen hier wußten, daß es in den anderen Tälern andere Dörfer gab, aber kaum einer hatte sie mit eigenen Augen gesehen. Manchmal kamen fahrende Händler die Uferstraße entlang, die Ponys hoch beladen mit Sachen von draußen, Sachen, die man selbst nicht herstellen konnte, Salz und Gewürze, Seide und Messerklingen. Jene Reisenden berichteten auch, wie es mit dem Krieg voranging und wie jene, die dem Blutvergießen und den Feuersbrünsten entronnen waren, von der Pest dahingerafft wurden. Gute Nachricht brachten sie selten.

Die Bewohner dieses schönen Tals wußten daher, daß sie bisher Glück gehabt hatten, daß Gott seine segnende Hand über sie hielt, daß er sie bewahrte vor Pestilenz und räuberischen Söldnerhorden. Überreich statteten sie ihre Kirche aus, wobei die Frauen darum wetteiferten, wer die frischesten und ungewöhnlichsten Blumen aus den Gärten brachte. Die Standbilder der Jungfrau Maria hingegen, deren Schutz man sich auf den Wegen zwischen den Äckern empfahl, schmückten sie, je nach Jahreszeit, mit wildwachsenden Blumen.

Agnes kam nicht auf der Straße. Sie kam aus dem Wald, bahnte sich den Weg durch die Stoppelfelder am Waldrand, verharrte zwischendurch und rieb sich die Nase oder kratzte sich am Kopf oder zupfte das Kleid wieder frei, wenn es an den scharfkantigen Baumstümpfen hängengeblieben war. Der Tag neigte sich, so wie das Jahr, und schon lag mehr Schatten als Licht über dem Tal.

Josef sah sie, als er seine beiden Milchkühe heimtrieb. Erst hielt er das Mädchen für ein Kind aus dem Dorf, für eines, das sich zu weit fortgewagt hatte, und er blieb stehen und ließ sie herankommen, und die Kühe warteten mit ihm, schläfrig wiederkäuend, mit pendelnden Schwänzen. Die Kleine hatte etwas an sich, das seinen Blick fesselte. Es mochte an ihrer Erscheinung gelegen haben – wie die Sonne auf ihrem Haar und auf ihrem geröteten Gesicht brannte, wie unbeschwert sie wirkte, wie uneilig sie daherschritt –, daß er gebannt verharrte. Er sagte sich, eigentlich sei es nun seine Pflicht, mit ihr zu schelten und sie dann den Eltern zu bringen, aber tief im Inneren ahnte er, damit werde es wohl nicht getan sein.

(»Ich stand wie angewurzelt, wie unter dem Zwang, darauf zu warten, daß sie auf mich zukam«, erinnerte er sich Jahre später, als es hieß, sie sei eine Hexe.)

Sobald er sie aus der Nähe betrachten konnte, sah er, daß sie eine Fremde war. Sie hatte blaue Augen, flachsblondes Haar, schmutzbedeckte rosige Wangen. Und sie war etwa drei Jahre alt. Sosehr sie den anderen Gören glich, gehörte sie doch niemandem im Dorf.

Er spähte an ihr vorbei in die tiefen Schatten zwischen den dicht an dicht aufragenden Bäumen, aber kein Mensch folgte ihr oder wartete dort drüben auf sie. Sie war allein, ein kleines Kind, das aus dem Wald gekommen war, Reste von Zweigen und Farnkraut im Haar und auf dem Kleid, Kratzspuren im Gesicht, Erde unter den Fingernägeln.

Ein paar Schritte vor ihm machte sie halt und schaute ihn an – zumindest vermeinte Josef, sie schaue ihn an, mit einem eigenartigen Blick, der ihm neu und ungewohnt war. Als schaue sie ihn an, ohne ihn zu sehen.

»Wer bist du? Woher kommst du? Wie heißt du?« Er neigte sich ihr zu und streckte ihr die freie Hand entgegen.

Sie stand da und gab keine Antwort. Sie war weder erfreut noch verängstigt. Als er sie auf den Arm hob, wandte sie den Kopf nicht um. Da war offenbar niemand, der sie zurückrufen würde, niemand, zu dem sie gehörte. Und sie rührte sich auch kaum auf dem ganzen langen Weg zum Haus des Priesters, zu dem Josef sie brachte, weil ihm nichts Besseres einfiel.

»Wie heißt du, Kind? Wo ist deine Mutter? Woher kommst du? Hast du keine Eltern?« Und noch einmal: »Wie heißt du?«

In dem von Kerzen nur schwach erhellten Raum stellten sie ihr diese Fragen erst freundlich, dann mit schwindender Geduld: der Priester und einige Nachbarn, die sich eiligst eingefunden hatten, als Josef mit einem Kind im Arm daherkam statt bloß mit den beiden Kühen. Und jeder meinte, er verstünde es am besten, das Kind zum Reden zu bringen. Der eine faßte es sanft unters schmutzige Kinn, der andere lockte mit einem runzeligen Apfel, der Priester ließ den Rosenkranz vor der Nase des Mädchens baumeln, weil er hoffte, die Perlen oder das Kruzifix würden seine Aufmerksamkeit erregen. Wie Josef wußte auch er den leeren Gesichtsausdruck nicht zu deuten.

Agnes stopfte das Brot, das man ihr hinhielt, in den Mund, trank gierig eine Schüssel frischer Milch leer, hatte demnach Hunger. Sie nahm auch den Apfel und roch an ihm, ehe sie hineinbiß. Aber sie sagte kein Wort.

»Vielleicht ist sie taub«, gab einer zu bedenken.

»Vielleicht ist sie stumm«, sagte ein zweiter.

»Vielleicht ist sie blöd«, meinte ein dritter.

»Vielleicht will sie nur nicht reden.« Das kam von Josef, der sich bisher an der Befragung und den Mutmaßungen nicht beteiligt hatte.

Der Priester maß ihn mit scharfem Blick, weil offenbar auch Josef spürte, daß es mit diesem Kind eine seltsame Bewandtnis hatte, die den anderen entging. Doch ehe er Josef näher beim Wort nehmen konnte, wurden sie aufs peinlichste unterbrochen. Eine Frau im abgetragenen, selbstgewebten Kittel stürmte zur Tür herein, gefolgt von ihrem Mann, der sie vergeblich zu beschwichtigen versuchte.

»Wo ist sie? Wo ist sie?« kreischte die Frau und stieß die Umstehenden zur Seite. »Da soll ein Kind sein, ein kleines Mädchen …«

Beim Anblick der schmächtigen Gestalt, die da auf dem Tisch saß, den Apfel in der Hand, und gelassen den Bissen im Mund kaute, prallte sie zuerst zurück, stürzte sich dann auf das Kind, zog es an sich und umschlang es mit den Armen. »Sie gehört mir! Mir!« rief sie, funkelte dabei angriffslustig in die Runde, als fürchtete sie, man wolle ihr die Beute wieder entreißen, und merkte nicht, welch allgemeines Erstaunen sie damit erregte. Mit demselben wilden Blick starrte sie ihren Mann an und schrie: »Sie gehört mir, sag ich! Mir!«

»Weib, Weib …« Der Mann wollte sie beruhigen, aber sie nahm nichts um sich wahr als das flachsblonde Kind, das sie heftig an ihre Brust preßte.

»Gute Frau«, sagte der Priester und bedeutete den anderen, ihm Platz zu machen«, so mäßigt Euch doch! Ihr wißt nur allzugut, daß dies nicht Eure Tochter ist. Josef hat sie eben erst gefunden und zu mir gebracht.«

»Agnes!« Der Name war ein einziges verzweifeltes Aufstöhnen.

»Agnes ist seit drei Jahren tot und begraben«, erinnerte er sie mit fester Stimme. »Das hier ist ein anderes Kind. Oder wollt Ihr etwa behaupten, der Herr habe Eures abgewiesen und auf die Erde zurückgeschickt?«

»Agnes«, sagte die Frau noch einmal, aber nun war alle Wildheit aus der Stimme gewichen. Mit resignierter Geste ließ sie es geschehen, daß man ihr das Kind aus dem Arm nahm und es dem Priester zuführte, der es wieder auf den Tisch setzte, wo das Mädchen weiter an seinem Apfel kaute, ohne den sehnsüchtig-gierigen Blicken der Frau Beachtung zu schenken.

»Seit Agnes starb, betet sie unentwegt um eine Tochter«, erklärte der Mann unbeholfen. »Wie eine Besessene. Es kamen keine anderen Kinder nach. Wir hatten nur Agnes. Vater, Ihr wißt, daß sie oft gebetet hat«, wandte er sich an den Priester. »Ich betete ja auch.«

Der Priester nickte ernst.

»Aber meine Gebete wurden endlich erhört!« platzte die Frau heraus, neuen Glanz in den Augen. Sie schüttelte ihren Mann ab und streckte dem Kind die Arme entgegen.

»Gott hat sie geschickt, mir geschickt! ›Bittet, und es wird euch gegeben werden!‹ So habt Ihr es uns gelehrt, Vater. An jedem Tag des Herrn lag ich bettelnd auf den Knien, unterwarf mich stets aufs neue dem Kreuz, nahm mit Freuden jegliche Strafe auf mich, wußte ich doch, daß die Gottesmutter eines Tages meinem Flehen gnädig sein würde, daß sie Mitleid haben würde mit meiner Not, eingedenk ihres eigenen Sohnes, und daß sie mir meine Tochter Agnes zurückgeben würde.«

Es war unmöglich, ihr zu widersprechen. Jeder war nach dem Tod ihrer Tochter Zeuge ihrer namenlosen Trauer gewesen, hatte ihr wachsendes Leid, die immer tiefere Enttäuschung mitempfunden, als sich kein weiteres Kind einstellen wollte. Keiner hatte den Mut, etwas dagegen einzuwenden, daß die Kleine in ihre Obhut gegeben wurde, wie nun der Priester beschloß: »So nehmt denn das Kind an, doch unter der Bedingung, daß Ihr es ohne Klage wieder abtreten werdet, sollte jemand kommen und eigenen Anspruch erheben. Wir werden einen Boten von Dorf zu Dorf senden, auf daß er nach den Eltern des Findelkindes frage. Bleibt diese Erkundigung ohne Ergebnis, mag es Euch gehören. Wir werden es taufen …«

»Sie heißt Agnes«, warf die Frau ein.

Der Priester schielte zu ihrem Mann hinüber, las aus seinen Augen die Bitte um Verständnis, war zufrieden. »Gut denn«, sagte er, »Agnes.«

Als könne sie das unerwartete Glück kaum fassen, schloß die Frau neuerlich das Kind in die Arme und schaffte es nach Hause.

Kaum war sie gegangen, stellte man von neuem allerlei Mußmaßungen über die Herkunft des Mädchens an. Josef hatte dazu als einziger nichts zu sagen, und ehe der Priester ihm weitere Fragen stellen konnte, ging auch er.

Klaus und Wilhelmina waren zehn Jahre verheiratet, ehe ihr erstes und einziges Kind geboren wurde, und seit dessen Tod, drei Jahre darauf, war in ihrem kümmerlichen Leben keinem ein Wort der Hoffnung oder der Freude über die Lippen gekommen. Die letzten drei Jahre hatte Wilhelmina auf jede erdenkliche Weise gebetet, ohne aber den Herzensschmerz über den schweren Verlust verwinden zu können. Die unbeholfenen Tröstungen ihres Mannes fielen auf dürren Boden, und obgleich seine eigene Trauer um das dahingegangene Kind allmählich ermattete und er sich bloß noch gelegentlich an die Kleine erinnerte, blieb er verbittert über das vermeintliche Unrecht, das ihnen widerfahren war.

Ohne sich nach außen hin zu ändern, verlor auch ihr gemeinsames Haus seine Behaglichkeit und wurde, wie sie beide, leer und stumm. Da war die eine große, fensterlose Stube mit dem offenen Kamin und der spärlichen, roh gezimmerten Einrichtung – hier aßen und schliefen sie –, und da war der kleine Anbau daneben, der Stall für die wenigen Tiere.

Als Klaus Wilhelmina zum Weib genommen hatte, war er ein kräftiger junger Mann mit klarem Blick gewesen, auf seine Weise so hübsch, daß alle unverheirateten Frauen erröteten und ein wenig unsicher wurden, wenn sie ihn sahen. Wilhelmina hatte schon damals eher unscheinbar gewirkt, aber mit der Wärme ihrer grauen Augen gewann sie sein Herz, was störte ihn da ihre lange, spitze Nase und das farblose Haar. Nach einigen Jahren voll vergeblicher Hoffnung war die Wärme ihres Ausdrucks freilich bald verbraucht gewesen und erst bei der Geburt der kleinen Agnes von neuem aufgeblüht. Und es schien, als machten Glück und Erfüllung sie auf strenge Weise schön, so daß sie Klaus wieder an das erinnerte, wofür er sie ehedem geliebt hatte. Die Süße dieser drei Jahre, diese kurze Spanne, hatte genügt, ihnen nach dem Tod des Mädchens das Dasein auf immer zu verleiden. Ihr Leben hatte allen Sinn verloren – bis man ihnen ein namenloses Findelkind anvertraute, das ganz und gar der kleinen Agnes glich.

Agnes zeigte keine Gefühlsregung, als sie ihr neues Heim betrat. Klaus fachte das Feuer im Kamin an, Wilhelmina nahm das Kind auf den Schoß und bemutterte es. Agnes achtete nicht auf ihre Worte, sondern schaute sich bloß um, starrte zur Decke, wo über dem Gebälk die verstaubten Schilfbündel hingen, in denen nachts die Mäuse raschelten, starrte in die zuckenden Flammen, die Klaus den Holzscheiten entlockt hatte. Ihre Züge blieben unergründlich. Falls sie überhaupt etwas dachte oder empfand, behielt sie es für sich.

Wilhelmina war so froh, das Kind auf den Knien wiegen zu dürfen, es im Arm zu halten, seine Wärme an ihrer Brust zu genießen, daß sie nichts Fremdes an ihm fand. Mit überschäumender Liebe aus welk geglaubtem Herzen zupfte sie der Kleinen Laubreste aus dem verfilzten Haar und sang dazu schon fast vergessene Wiegenlieder. Aber

Klaus, der Agnes den Rücken kehrte und ihr daher nicht in die Augen schauen konnte, spürte doch, wie ihr Blick langsam und ausdruckslos von einem Ding zum nächsten schweifte, und ein Gefühl der Angst beschlich ihn. Angst, weil das Kind auf äußerst seltsame Weise ins Dorf gekommen war; Angst, weil niemand etwas über seine Herkunft wußte; Angst, weil er es in sein Haus genommen und Wilhelminas Liebe überantwortet hatte; und weil es zwar ein Kind war, aber eines, das schlechthin nichts von einem Kind an sich hatte.

Schließlich legte Wilhelmina die Kleine zum Schlafen auf die Pritsche, die am Fußende des breiten Bettes stand, ehemals der Tochter als Lager gedient hatte und all die Jahre leer geblieben war.

Agnes wälzte sich im Schlaf, strampelte mit den Beinen, stieß auch wimmernde Laute aus, erwachte aber nicht – selbst dann nicht, als Wilhelmina ihr besorgt über die Stirn strich.

Sie betrachteten sie im Widerschein des Kaminfeuers, fragten sich, wer sie war und woher sie kam, wagten aber doch nicht, offen darüber zu sprechen. Am Morgen war das Kind vor ihnen munter geworden. Klaus fand es im Stall, wo es vor der Kuh auf der Krippe saß und das Tier zwischen den Augen kraulte. Die Kuh wandte Klaus kurz den Kopf zu, drängte sich aber gleich wieder, nach Zärtlichkeiten heischend, an Agnes. Die schaute Klaus nicht einmal an, und er wußte nicht, was er hätte sagen sollen. Noch in der Nacht hatte er beschlossen, der Frau zuliebe das Kind wie eine leibliche Tochter zu behandeln. Er hatte sich vorgenommen, es auf den Arm zu nehmen, vielleicht sogar an sich zu drücken.

Nun aber, als es ihn endlich anschaute, groß und ernst und lieblos, fehlten ihm plötzlich die Worte.

»Komm und hole sie dir!« rief er zuletzt die Frau herbei, trotz aller guten Vorsätze unfähig, das Kind anzufassen, und Wilhelmina brachte es in die Stube, wo sie es wusch und ihm ein Kleid anzog.

»Wie geht es meinem Schatz? Hast du Hunger? Haben dich böse Träume geplagt? Gefällt dir die Kuh? Heute bekommst du ein neues Kleid, und nach dem Frühstück müssen wir in die Kirche. Meine kleine Agnes, mein süßes kleines Mädchen! Du bist ja im Gesicht und auf den Händen ganz zerkratzt! Bist du im Wald hingefallen? Hattest du dich verirrt?« Sie redete und redete. Klaus hörte ihr zu und molk die Kuh. Agnes aber blieb stumm. Gefügig ließ sie alles mit sich geschehen, zog das braune Kleid aus selbstgewebtem Tuch an, das einmal die andere Agnes getragen hatte, trank aus der Schüssel die kuhwarme Milch, die Klaus brachte. Und sobald Wilhelmina sie freigab, lief sie wieder in den Stall und hockte sich zur Kuh.

Klaus schaute fragend seine Frau an. »Hat sie etwas gesagt? Hast du ihr auch nur einen Laut entlockt?«

Wilhelmina schüttelte den Kopf, setzte aber gleich hastig hinzu: »Das kommt noch. Bestimmt. Sie fühlt sich fremd hier. Daran liegt es. Sobald sie sich an uns gewöhnt hat, wird sich das geben. Wir müssen Geduld haben.«

»Woher kommt sie? Wenn ich das bloß wüßte. Vielleicht starben ihre Eltern an der Pest. Womöglich steckt sie jetzt das ganze Dorf an. Dann dürften wir sie nicht bei uns behalten.«

»Eher noch haben Soldaten oder Banditen ihr Haus zerstört. Wer weiß, welche Greueltaten sie mitansehen mußte. Vielleicht will sie deshalb nicht sprechen.«

Sie fanden heraus, daß Agnes nicht taub war. Sie erschrak bei lauten Geräuschen und lauschte aufmerksam dem Zirpen der Vögel in der Dachtraufe. Nein, wer diese leisen Stimmen hören konnte, war gewiß nicht taub.

Die Tage vergingen, und jeden Morgen erwachte Wilhelmina mit derselben Angst: daß heute aus einem Nachbardorf Botschaft über ein vermißtes Kind kommen könnte. Aus Tagen wurden Wochen, und Wilhelminas Angst wuchs, denn mittlerweile mußte der Sendbote des Priesters die Stadt erreicht haben, viele Tagesreisen von hier. Aber als er von dort zurückkam, hatte er nichts zu melden.

»Es scheint, daß niemand ein Kind sucht. Es gibt keine neuen Krankheiten, keine plündernden Soldaten, keine Fremden. Niemand weiß etwas über die Herkunft des Mädchens.«

Wilhelmina war nun froh und leicht ums Herz, Klaus hingegen plagten heimliche Sorgen. Er hatte fest damit gerechnet, daß jemand auf Agnes Anspruch erheben würde, daß jemand sie zumindest kannte, und nun fragte er sich, ob sie oder ihre Familie nicht vielleicht etwas aus böser Vergangenheit zu verbergen hatten. Ohne seiner Frau das zu sagen, war er des öfteren in den Wald gegangen und hatte nach Spuren und Hinweisen gesucht. Ein

Fetzen von ihrem Kleidchen in einem Dornbusch, in dem unterdessen rote Beeren glänzten, war die ganze Ausbeute. Klaus hatte gehofft, auf eine Leiche zu stoßen, vielleicht auf die ihrer Mutter, doch sein einziger Fund bestätigte nur, was er ohnehin wußte: daß Agnes durch den Wald gegangen war. Ob allein oder in Begleitung, würde er wohl nie erfahren.

Klaus war ihr in all diesen Wochen nicht nähergekommen. Er hatte sich bemüht, ein wenig Zuneigung für sie zu empfinden, und sei es auch nur die natürliche Freundlichkeit, die man gemeinhin einem kleinen Kind entgegenbringt, aber nicht einmal das wollte ihm gelingen. Er konnte mit allen Kindern im Dorf reden, ihnen auf ihr Bitten ein Spielzeug schnitzen, und er hatte sich redlich bemüht, Wilhelmina zuliebe dieses Kind ganz besonders zu mögen. Aber sobald Agnes ihn anschaute, verschlug es ihm die Sprache, und es wurde ihm ganz kalt, und er mußte sich abwenden.

Er beobachtete seine Frau und sah, daß auch sie keinen wirklichen Zugang zu Agnes fand. Anders als er merkte sie in ihrer grenzenlosen Liebe bloß nicht, daß das Kind auf alle Aufmerksamkeiten gleichgültig reagierte. Wilhelmina war erfüllt vom sehnsüchtigen Wunsch, die Kleine zu hegen und zu pflegen, und da genügte es ihr, nicht geradeheraus abgewiesen zu werden.

Bei genauem Hinsehen schien es Klaus, als gliche Agnes eher einem kleinen Tier, das sich nicht durch die Sprache verständigen konnte, aber vieles verstand, das keine Zuwendung brauchte und keine zu vergeben hatte. Sie war gehorsam, aber sie gehörte ihnen nicht, und sie versuchte gar nicht erst, ihre Herzen zu gewinnen. Wilhelmina sang ihr Lieder vor und erzählte ihr Geschichten, und Agnes saß geduldig da und wartete, bis die Frau zu Ende gesungen oder erzählt hatte. Dann stand sie auf, als wisse sie, nun habe sie ihre Pflicht getan, und lief davon – und Klaus erkannte, daß Wilhelminas Liebe sie nicht im geringsten erreicht hatte. Das tat ihm grausam weh, auch wenn er dafür keine Worte fand.

Versuchte er doch einmal, der Frau zu sagen, was er beobachtet hatte und was er davon hielt, hörte ihm Wilhelmina entweder nicht zu oder warf ihm vor, er sei wohl nur eifersüchtig.

»Du machst wegen dieses Kindes einen Narren aus dir«, rief er böse. »Gib doch zu, daß ich recht habe, oder willst du es nicht wahrhaben? Sie ist nicht Agnes, nicht unsere Agnes, und wird es nie werden. Gott ist mein Zeuge, daß ich sie um deinetwillen ohne Zögern ins Haus genommen habe, doch nun wünschte ich, ich hätte es bleiben lassen. Du tust alles für die Kleine und bist doch nur Luft für sie.«

»Ich liebe sie und erwarte nicht mehr. Wenn sie älter ist, wird sie sich ändern. Warten wir's ab, du wirst schon sehen.«

Klaus schnaubte ungläubig.

»Und ändert sie sich nicht, liebe ich sie trotzdem.«

»Sie wird dir das Herz brechen, hörst du? Sie ist hart. Hart und gefühllos. Sosehr du dich auch bemühst, es wird dir nie gelingen, ihre Liebe zu gewinnen.«

Der Winter kam. Die Berge waren mit Schnee bedeckt, die Straßen und Wege unpassierbar. Jetzt konnte niemand das Dorf verlassen oder betreten, ehe mit dem Frühling das Tauwetter kam. Der Wald stand schwarz und still, die Bäume trugen schwere weiße Girlanden, und das Weiß begrub die Wiesen und Hänge unter sich. Nur die Holzhütten des Dorfes hoben sich in scharfem Kontrast davor ab. Das Wasser war gefroren, Eiszapfen glitzerten in der Sonne.

Im Haus war es warm. Klaus hatte hoch die Scheite aufgestapelt, um das Feuer zu nähren. Und von den Tieren im Stall ging eine gesunde, dunstige Wärme aus, die noch die Stube erfüllte. In einem Winkel hatte Wilhelmina Birnen und Äpfel eingelagert, Vorrat, der den ganzen Winter reichen mußte. Für die Tiere gab es Farnkraut und Stroh, und fürs Brot der Menschen Säcke voll Sommerroggen.

Hier, in diesem Winkel, wo es dunkel und behaglich war, hielt sich Agnes am liebsten auf, wann immer es draußen zu kalt wurde. Sie verkroch sich aufs Stroh und schlief ein, umgeben vom süßen Duft der Äpfel und trockenen Farne.

Einige Jahre vergingen, und Agnes wuchs heran zu einem schmächtigen Kind mit nach innen gerichtetem Blick; man sagte, sie sehe verloren aus. Mittlerweile hatte sich das Dorf an sie gewöhnt. Alle wußten, daß sie nie ein Wort sprach, und aller Mitleid galt Klaus und Wilhelmina dafür, daß sie den Balg an Kindes Statt angenommen hatten. Die meisten Leute hielten Agnes für blöde, verboten ihren Kindern, sich mit ihr abzugeben, nicht aber, sie auszulachen, wenn sie des Weges kam. Und es war schon beinahe zuviel der Ehre, wenn man ihr bei einer zufälligen Begegnung Steine und Schimpfwörter nachwarf.

Wilhelmina ging mit Agnes jeden Tag zur Kirche, überzeugt davon, daß ein zweites Wunder geschehen würde, daß das ihr anvertraute Kind doch noch sprechen lernen werde. Und schließlich nahm sie in ihrem sehnsüchtigen Wunsch, Agnes möge allen anderen gleichen, Zuflucht zu den älteren Überlieferungen, zum tief verwurzelten Aberglauben. Eines Tages wartete sie, bis Klaus zur Arbeit gegangen war, verbarg Kopf und Schultern unter einem Tuch und wandte sich in entgegengesetzte Richtung, dorthin, wo jenseits der Obstgärten ein Bächlein dem Fluß entgegenplätscherte. Der Ort lag verlassen, denn seit Menschengedenken brachte man das Rinnsal, das hier in einer höhlenartigen Vertiefung aus einem Erdspalt quoll, mit Geisterwesen und seltsamen Vorkommnissen in Verbindung. Keiner ließ hier die Tiere trinken; hieß es doch, davon würden sie auf der Stelle krank und würden verenden. Und den Kindern befahl man, sich vom Bach fernzuhalten.

Die düstere Quelle war von sieben Steinen umgeben. Niemand wußte, wer sie so angeordnet hatte, daß sie um den einen Stein in der Mitte zwei Halbkreise bildeten, zwischen denen sich das Wasser den Weg bahnte. Hier wucherte das Gras besonders hoch und saftig, mit Binsen und Wildblumen dazwischen, aber über allem lag der schwere Schatten einer weit ausladenden Eibe, deren tiefhängenden Äste bis ans Wasser rührten. Der Baum war der größte im ganzen Hain und herrschte mit unheimlicher Majestät über Bach und Uferwiese.

Hierher also kam Wilhelmina, und nachdem sie sich vergewissert hatte, daß niemand in der Nähe war, holte sie aus den Falten ihres Umhangs das darin verborgene Milchkännchen und die flache Schüssel. Sie goß die Milch in die Schüssel, stellte die auf den Stein in der Mitte, flehte aus tiefstem Herzensgrund darum, daß Agnes von ihrem befremdlichen Gebaren geheilt werden möge, und versprach, die Schüssel so oft wie irgend möglich zu füllen.

So hatten schon ihre Mutter und Großmutter gebetet und ein Opfer frischer Milch dargebracht, um die Geisterwesen zu erfreuen und zu versöhnen. Man sprach nicht darüber, es sei denn insgeheim und flüsternd unter vorgehaltener Hand, aber so manche Frau kehrte zu den Wald- und Wassergeistern zurück, wenn ihre Gebete zur Jungfrau Maria ungehört verhallten. Als Klaus einmal seinem Weib auf die Schliche gekommen war und herausfand, daß sie auf solche Weise um ein Kind flehte, verbot er ihr das.

Er glaubte zwar nicht an den heidnischen Unsinn, wußte aber wohl, wie gefährlich es für eine Frau sein konnte, beim Anbeten unsichtbarer Mächte ertappt zu werden, die mit der Heiligen Dreifaltigkeit nichts gemein hatten. Folglich kam sie nun heimlich zur Quelle, brachte eine Locke vom Blondhaar des Mädchens mit und legte sie neben die Milchschüssel, damit die Geister wußten, um welches Kind es da ging. Und als sie eine Woche später wiederkam, war die Schüssel leer und die Locke verschwunden.

Trotz ihrer häufigen Besuche am geheimen Ort, trotz Wilhelminas unablässiger Gebete zu den alten Göttern und dem neuen Gott blieb Agnes stumpf und gleichgültig. Als eines Tages ein fahrender Apothecarius im Dorf auftauchte, gab Klaus sogar ein paar kostbar gehütete Münzen preis, doch bei aller Gelehrsamkeit vermochte der Mann ihnen nicht zu helfen und befand nach ausführlicher Untersuchung bloß, die Stummheit des Kindes sei nicht auf ein körperliches Gebrechen zurückzuführen.

Agnes betrug sich Klaus und Wilhelmina gegenüber kaum anders als am ersten Tag nach ihrer Ankunft in der Hütte. Sie brachte der Frau nun freilich ein wenig Vertrauen entgegen, das bewiesen gelegentliche bescheidene Anzeichen, etwa wenn sie ihr ein Sträußchen welker Glockenblumen in die Hand drückte oder einen wunderlich geformten Stein an einem Ort hinterlegte, an dem Wilhelmina ihn gewiß finden mußte.

Solange sie klein war, hatte sich Agnes nie weit vom Haus entfernt. Bei gutem Wetter hielt sie sich stets im

Freien auf, spielte aber nie wie andere Kinder. Wilhelmina hatte ihr eine Fetzenpuppe gemacht, doch der schenkte Agnes keine Beachtung, und wenn sie nicht gerade Löcher in die Luft starrte, zerkrümelte sie einen Brocken Erde zwischen den Fingern oder saß lange Zeit nur da und streichelte einen glatten Stein. Das vor allem irritierte Klaus über alle Maßen, und sooft er sie dabei antraf, schlug er ihr den Stein aus der Hand und wandte sich ab, ehe ihn ihr verständnisloser Blick erreichen konnte.

Hin und wieder wurde Klaus von Scham und Reue gepackt, weil er Agnes allzusehr vernachlässigte. Dann hielt er ihr die offenen Arme hin, wollte ihr etwas Liebes sagen, aber wie ein erschrockenes Tier zog sie sich jedesmal brüsk zurück. Und hinterher schalt er sich für die närrische Hoffnung, bei Agnes etwas ausrichten zu können; und er zürnte ihr, weil sie ihm einmal mehr zu spüren gegeben hatte, daß alle Mühe vergeblich blieb. Wie sollte er da einen Weg finden, dieses sprachlose, gefühlsarme Kind zu verstehen, das göttliche oder teuflische Fügung – er wußte noch immer nicht, welche von beiden – ihnen aufgebürdet hatte?

Und Wilhelmina? Agnes war nun im achten Jahr, und das stürmische Feuer vereitelter Mutterschaft, das Wilhelmina dazu verleitet hatte, jenen kleinen Findling mit der eigenen Tochter zu verwechseln, war erloschen und der unausgesprochenen, leidvollen Erkenntnis gewichen, die

Liebe dieses Kindes nicht errungen zu haben. Was blieb, war Pflichtgefühl, war die Angst, sich nach einst so heftigem Aufbegehren nun mit dem Eingeständnis des Scheiterns vor den anderen Frauen im Dorf lächerlich zu machen. Sie wagte es nicht einmal, ihre Seelennot dem Priester zu offenbaren, und sie glaubte ernsthaft, um diese Not wüßten außer ihr nur die Geisterwesen, denen sie ihr Unvermögen bekannt hatte, und dank deren zauberkräftigen Waltens Agnes sie doch noch lieben würde.

Wilhelmina versteckte ihre wachsende Gefühlskälte geflissentlich unter um so größerer Zuwendung. Keinen Augenblick ließ sie von dem Kind ab, sprach mit ihm, stellte ihm Fragen, die unbeantwortet blieben, antwortete selbst, um die Stille zu übertönen – bis Klaus das Geplappere nicht länger ertrug und brüllte, sie solle endlich den Mund halten.

Als Agnes das erste Mal mit Schrammen auf den Armen und blutverschmiertem Gesicht heimkam, weil die Jungen mit Steinen nach ihr geworfen hatten, spürte Wilhelmina brennende Scham. Sie erschrak sehr über ihre jähe Enttäuschung, daß die Steine das Kind nicht getötet hatten, begrub den Impuls hastig tief in ihrem Innersten und fragte sich, wie ihr eine solche Versündigung nur in den Sinn kommen konnte. Von schlechtem Gewissen geplagt, widmete sie sich Agnes mit noch mehr Zärtlichkeit als sonst, reinigte behutsam die Wunden, küßte die aufgeschorften Stellen und meinte zuletzt sogar halb und halb, Agnes ja doch zu lieben.

»Warum schicken wir sie nicht fort?« fragte Klaus einmal, als Agnes außer Hörweite war.

Wilhelminas erschrockener Blick bewies ihm, daß ihr dieser Gedanke nicht neu war, aber die Antwort kam rasch und scharf: »Wie kannst du an so etwas auch nur denken?!«

»Auf dem Gutshof werden immer Dienstmägde gebraucht. Dort ginge es Agnes nicht schlecht. Sie bekommt ihr Essen und einen Platz zum Schlafen.«

»Aber welche Arbeit sollte sie verrichten?«

»Laß sie meinetwegen die Gänse oder die Schweine hüten. Dazu muß man nicht reden können.«

Wilhelmina nahm das schweigend hin, und Klaus dachte, sie stimme ihm zu.

»Wir hätten das Kind gar nicht erst bei uns aufnehmen dürfen«, gab er zu bedenken, damit sich die Frau eher dreinfügte. »Natürlich ahnten wir damals nicht, was aus ihm werden würde, aber du mußt zugeben, daß seit jenem ersten Tag ein Fluch auf uns lastet.«

»Klaus!« Sie bekreuzigte sich hastig.

»Es stimmt doch. Versuche nicht, es abzustreiten. Wir dachten, sie würde uns Glück bringen, aber sie brachte uns nur Unglück und Schmach. Wir haben unser Bestes für sie getan. Wir brauchen uns dafür nicht zu schämen. Aber es ist an der Zeit, daß sich andere um sie kümmern.«

»Du willst sie fortjagen wie einen Hund, der uns nicht gut genug bewacht, wie eine Kuh, die kranke Kälber wirft, wie eine Henne, die keine Eier legt? Wir nahmen Agnes doch nicht auf, damit sie *uns* glücklich macht.«

»Zuweilen frage ich mich, warum wir es überhaupt taten«, sagte er dumpf, und jetzt erst sah sie deutlich, wie alt und grau er geworden war. »Zuweilen frage ich mich, ob wir wirklich die Wahl hatten.«

»Was soll das heißen? Was willst du damit sagen?« In Wilhelminas Augen stand die Angst.

»Du weißt doch, was manche Nachbarn behaupten. Du hast es wahrscheinlich öfter gehört als ich. Du weißt, warum die Jungen Agnes Steine nachwerfen und die Mädchen davonlaufen, wenn sie kommt. Es heißt, auf ihr läge ein Fluch. Es heißt, sie sei eine Hexe, ein Wechselbalg.«

»Nein! Nein, so etwas würde ich nie glauben!«

»Unser eigenes Kind starb«, sprach Klaus unbeirrt weiter, als habe er ihren Einwand überhört, »und ein zweites blieb uns versagt, bis diese ... diese ...« Er suchte nach dem rechten Wort, und als er es gefunden hatte, spie er es geradezu aus, »... bis diese Kreatur auftauchte, auf so geheimnisvolle Weise, daß keiner dafür eine Erklärung hat.

Und schon stürzt du dich auf sie wie im hitzigen Fieber, bestehst darauf, daß sie dir gehört, nennst sie voll Wahnwitz Agnes, siehst sie ganz und gar als dein eigen Fleisch und Blut an.« Er überlegte. »Mag sein, daß ich deine Gefühle begreife – aber warum ließ ich mir deine Narretei gefallen? Ich wußte doch von Anfang an, daß es bei diesem Kind nicht mit rechten Dingen zugeht. Ich wußte von Anfang an, daß es sinnlos sein würde, uns mit ihr abzugeben. Warum nur hatte ich damals nicht die Kraft, mich deinem Begehren zu widersetzen?« Er schaute Wilhelmina unverhohlen an. »Ich will es dir sagen, Weib. Sie hat uns kaltblütig ausgenützt, und damit muß jetzt Schluß sein.«

In diesem Augenblick kam Agnes dazu. Wilhelmina und Klaus fragten sich erschrocken, ob sie das Gespräch mitangehört und – wenn dem so gewesen sein sollte – den Sinn der Rede wohl verstanden hatte. Aber in ihrem Schuldgefühl meinten sie nun, daß Agnes sie mit einem Blick maß, der mehr Wissen verriet, als ihnen lieb war.

Wilhelmina bekam es mit der Angst zu tun. Sie riß Agnes an sich, wiegte sie in den Armen und schluchzte: »Sie ist unsere Tochter. Ich liebe sie. Ich will, daß sie bleibt.«

Ihre Tränen tropften in das Blondhaar des Mädchens, aber Agnes stand bloß da, steif und ungerührt.

Klaus versuchte, Agnes zur Arbeit auf den Feldern heranzuziehen. Er besaß einige Streifen urbar gemachten Landes, auf denen er Hafer, Gerste, Roggen und Gemüse anbaute. Im Frühling ließen sich freche Vogelschwärme in den Furchen nieder und fielen über die Samen in der frisch gepflügten Erde her. Sie scherten sich nicht um das im Wind flatternde Fetzengehänge der Vogelscheuche, und Klaus schickte Agnes jeden Morgen früh aufs Feld, wo sie auf und ab laufen und die Vögel vertreiben sollte.

Er befahl ihr, mit Steinen nach ihnen zu werfen, und zeigte ihr, wie man Vogelfallen aufstellte, denn ein paar Amseln oder Lerchen waren immer für den Kochtopf willkommen. Agnes verbrachte den ganzen Tag dort draußen und wurde erst bei Sonnenuntergang zurückerwartet, denn dann gingen auch die Vögel zur Ruhe – und Abend für Abend kam sie mit leeren Händen ins Haus.

Neugierig geworden, folgte Klaus ihr eines Tages heimlich und sah mit Staunen, daß die Vögel vor ihr nicht die geringste Scheu zeigten. Agnes hockte sich hin, zerkrümelte ihr Brot, legte es im Umkreis aus und blieb reglos sitzen, während die Vögel immer näher trippelten. Ein Rotkehlchen hüpfte ihr sogar aufs Knie und flog erst fort, als die Wildtauben kamen, denen Agnes ebenfalls von dem Brot spendete, das Wilhelmina ihr mitgegeben hatte.

Der Anblick dieser gefiederten Räuber, die sich gierig an den Krumen gütlich taten, war zuviel für Klaus. Er sprang aus seinem Versteck und brüllte los, daß die Vögel erschrocken davonstoben. Wütend zerrte er Agnes auf die Beine, versetzte ihr so heftige Faustschläge, daß sie gleich wieder zu Boden stürzte, und schwor, er werde ihr schon noch Vernunft einbleuen, wenn sie ihn auf andere Weise nicht verstand. Agnes gab keinen Laut von sich, und ihr eisiges Schweigen ließ seinen Zorn rasch verrauchen.

Seit damals rührte er sie nie wieder an, schickte sie nie wieder aufs Feld. Sie war offenbar zu nichts zu gebrauchen. Selbst wenn er ihr bloß aufgetragen hätte, Klaubholz zu sammeln, wäre sie wahrscheinlich mit leeren Händen zurückgekommen. Also überließ er sie ihren närrischen Launen und gab seiner Frau damit zu verstehen, daß er sich nicht länger für Agnes verantwortlich fühlte. Zwar wies er sie, seinem ursprünglichen Vorsatz entgegen, nicht aus dem Haus, gab sich aber von nun an mit ihr so wenig ab, wie er es mit einem Hund getan hätte, der unter seinem Dach Schutz suchte.

Wilhelmina sorgte weiterhin für das Kind, pflichtbewußt wie immer, zuweilen angespornt von der Hoffnung, ihm eine freundliche Regung zu entlocken, sah dann aber jedesmal die Vergeblichkeit ihres Bemühens ein. Agnes schien sich ihr im Laufe der Monate sogar noch mehr zu entfremden. Früher, als kleines Kind, hatte sie wenigstens hin und wieder mit einer Andeutung von Nähe neue Zuversicht in Wilhelminas Herzen genährt, aber mittlerweile war Agnes zehn und verhielt sich zu Wilhelmina so gleichgültig wie seit eh und je zu Klaus.

Zuweilen sah Wilhelmina Agnes in den Mond starren, und der Abglanz seines Lichtes auf ihrem schwermütigen Gesicht ließ sie noch entrückter scheinen als sonst. In solchen Augenblicken wußte die Frau nicht, ob das schmerzlich ungewohnte Gefühl, das ihr das Herz zusammenzog, nun Zuneigung oder Angst war. Einmal rief sie leise: »Agnes!«, strich ihr über das lange Blondhaar, spürte es weich und sanft unter ihrer rauhen Hand; aber nicht mit der geringsten Regung nahm das Kind sie wahr.

Agnes verbrachte den Großteil des Tages im Freien; sie kam und ging nach Belieben. Klaus scherte sich nicht um ihr Tun und Treiben, und Wilhelmina wußte nicht, wie sie es hätte beeinflussen sollen. Agnes war so wild und scheu geworden wie die kleinen Tiere, denen allein sie Beachtung schenkte. Es war, als bilde ihr Stummsein zugleich eine Brücke zu deren Verständnis und eine unüberwindbare Hürde gegenüber ihresgleichen, denen sie ja doch nicht glich.

Einmal kam der Priester, um nach ihr zu fragen. Agnes war seit langem der Kirche ferngeblieben. Wilhelmina nahm Agnes nicht mehr mit. Sie hatte sie statt dessen mehrmals an den geheimen Ort geführt, dann aber auch den Glauben an die Waldgeister verloren. Klaus und seine Frau wollten dem Priester alles erklären, waren jedoch bald um die rechten Worte verlegen. Schließlich schlug Klaus vor: »Bleibt zum Abendessen, Vater, bis sie kommt, und seht selbst, was aus ihr geworden ist.«

Bei Einbruch der Dunkelheit wurde der Priester allmählich ungeduldig. Sie saßen zu dritt am Eichentisch, die leeren Teller vor sich, und starrten zur Tür. Zuletzt erhob sich der Priester, griff seufzend nach dem Hut und gab zu verstehen, er habe noch andere Verpflichtungen und werde demnächst wiederkommen.

In diesem Augenblick schlüpfte Agnes, in sich gekehrt wie immer, in die Stube und holte ihre Schüssel vom Wandbord.

Der Priester nahm staunend wahr, daß sie sich aufführte, als sei sie allein und unbeobachtet. Ohne das geringste Anzeichen von Überraschung über den unerwarteten Gast, ohne die geringste freundliche Regung trat sie an den Tisch, füllte ihre Schüssel und wollte sich wieder entfernen. Da stellte sich ihr der Priester in den Weg und faßte sie sanft, aber mit Bestimmtheit am Arm. »Agnes!« rief er. »Erkennst du mich nicht? Erinnerst du dich meiner nicht mehr? Du bliebst so lange der Messe fern, daß ich mich nach dir erkundigen kam.«

Ernsthaft erforschte er ihre Züge, suchte in diesen seltsamen blauen Augen zu lesen, aber was er darin fand, ließ seine Hand mit ungewollter Jähe zurückzucken. Ihm war, als hätte er in die Augen einer Toten gesehen.

Kaum fühlte sich Agnes seinem Griff entwunden, ging sie in den Stall, hockte sich in einen Winkel, aß und schaute der Kuh zu, die gemächlich mit dem Schwanz ausschlug und wiederkäute.

In der Stube starrten der Bauer und seine Frau beklommen den Priester an.

»Ihre Augen sind unbeseelt!« rief er aus, und bei diesen Worten bekreuzigten sich alle drei.

»Ich möchte wissen, woher sie kommt«, brummte Klaus. »Das wollte ich schon immer wissen.«

»Wir taten stets unser Bestes«, beharrte Wilhelmina. »Ich liebe und umhege sie, aber sie würdigt mich keines Blicks.«

»Eine tote Seele«, sagte der Priester halb zu sich, zu den beiden gewandt aber: »Ihr müßt beten, unablässig beten. Früher oder später wird Gott euch erhören.«

»Was ist bloß in sie gefahren?« rief Wilhelmina, der diese Ermahnung nicht genügte. Betete sie denn nicht schon seit Jahren, beim Butterrühren, beim Brotbacken oder beim Aufschütteln des Strohs in den Betten? Wußte sie denn nicht in tiefstem Herzensgrund, daß Gott ihr noch nie ein Zeichen gegeben hatte? »Sie ist nicht taub. Sie hat uns hundertfach bewiesen, daß sie besser hört als ein Tier, besser als wir; nur scheint sie uns nicht zu verstehen. Im Winter hat sie sich verbrannt – ich kann Euch die Narbe an ihrem Bein zeigen – , aber offenbar spürte sie nicht einmal, daß der glühende Zweig aus dem Feuer gesprungen war und ihr ins Fleisch brannte. Sie bringt uns nicht die geringste Zuneigung entgegen, und doch läuft ihr weit und breit jedes Vieh zu. Sogar …«

»Schweig!« unterbrach Klaus sie zornig. »Hüte deine Zunge!«

Der Priester maß beide mit ernstem Blick und wandte sich schließlich der Frau zu. »Ihr tut mir Befremdliches kund, Wilhelmina. Es erstaunt mich, daß Ihr so vieles vor mir verborgen hieltet. Habt Ihr noch weitere Geheimnisse zu offenbaren?«

»Nennt Ihr etwa geheim, womit wir seit Jahren leben?« verteidigte Klaus sein Weib. »Uns ist das Betragen des Kindes längst so vertraut, daß wir nichts Besonderes daran finden, es sei denn, man stößt uns mit der Nase darauf.«

»Alle sagen, sie sei blöde«, klagte Wilhelmina. »Ihr habt es selbst gehört, Vater. Ihr habt gesehen, daß die anderen Kinder ihr Steine nachwerfen. Erinnert Euch doch, Ihr habt sie bei solcher Gelegenheit sogar einmal in Schutz genommen.«

»Ich nahm sie in Schutz, weil ich Agnes in eurer sorgenden Obhut wähnte, weil ich darauf vertraute, ihr würdet sie auf gottgefällige Weise großziehen. Nun aber sehe ich, daß ihr sie wie ein Tier dahinleben laßt, unbekümmert um ihre unsterbliche Seele.«

»Das stimmt nicht, Vater«, widersprach Klaus mit kaum unterdrücktem Zorn. »Wir haben Euch nie willentlich ihr seltsames Gebaren verheimlicht. Hätte mich mein Weib nicht eben daran erinnert, daß sich Agnes im Winter verbrannt hat, wäre es selbst mir entfallen. Wir nehmen sie nach bestem Vermögen zur Kirche mit, aber verratet mir doch, Vater, wie wir die unsterbliche Seele eines Kindes fördern sollen, das keinen Blick für uns hat, das uns nie Gehör schenkt, das hierhin und dorthin treibt wie eine Feder.«

»Eine ordentliche Tracht Prügel und ein leerer Magen wirken oft Wunder«, erwiderte der Priester spitz. »Habt ihr es wohl auch damit versucht? Seid ihr ausreichend streng gewesen?«

»Ich habe sie einmal geschlagen«, gestand Klaus.

»Und was kam dabei heraus?«

Klaus hätte der herausfordernden Art des Priesters gern standgehalten. Aber wie sollte er zugeben, daß er vor dem Kind Angst hatte, daß sich ihm jedesmal der Magen verkrampfte, wenn Agnes ihn, selten genug, mit einem ihrer durchdringenden kalten Blicke bedachte? »Dabei kam heraus«, sagte er schließlich, »daß sie uns ebensowenig beachtet wie zuvor.«

»Mit diesem Kind hat es eine sehr schlimme Bewandtnis. Ich will nicht verkennen, daß ich einst für die Kleine sehr eingenommen war, aber was ich heute von euch erfahren habe und wovon ich mich in Person überzeugen konnte – vor allem der Ausdruck in ihren Augen –, weckt schwere Zweifel in mir.«

»Was sollen wir nur tun, Vater?« rief Wilhelmina flehentlich. »Bitte sagt uns das. Wir werden treulich danach handeln.«

Der Priester schwieg eine Weile und überlegte. Auch er wußte sich angesichts solcher Seltsamkeiten keinen Rat, wollte dies freilich nicht eingestehen. Zuletzt sagte er: »Ich werde der Sache auf den Grund gehen. Bedenkt einstweilen, daß sich Gott nicht hinters Licht führen läßt.«

Mit dieser strengen Ermahnung wünschte er ihnen eine gute Nacht und ging.

Das Tal war üblicherweise mit milden Sommern gesegnet, und der siebente Sommer, den Agnes hier verlebte, unterschied sich nicht von den bisherigen. Der Frühling hatte die Schneeschmelze gebracht, hatte die Bäche und den Fluß bis an die Uferränder anschwellen lassen. Jenseits des Weidelandes prangten die Wälder mit jungen Blättern in mannigfaltigem Grün, schattiges Farnkraut und bunte Blumen deckten den Talgrund. Mit jeder Woche wurde der Himmel blauer, schrumpften die Wolken. Und Ende Mai sproß in dunklem, prächtigem Grün der Roggen auf den Feldern und wiegte sich schimmernd im Wind.

Agnes saß meist auf dem Hang über den Äckern und schaute dem Wogen der Halme zu, die sich im launischen Spiel des Windes hierhin und dorthin wellten und dabei ständig die Farbe zu wechseln schienen. Wohl eine Stunde konnte sie so dasitzen, fast reglos, und ein heimlicher Beobachter hätte geradezu meinen können, sie sei gebannt oder völlig abgestumpft – bis ihr schmächtiger Rumpf im gleichen Rhythmus wie der junge Roggen zu schwanken begann, hierhin und dorthin, willenlos dem Wind hingegeben, der Millionen Halme ebenso anrührte wie ihren Leib.

Sie wurde zum zärtlich von der Brise umfangenen Roggen. Sie war grün und nachgiebig und biegsam, bis ihr schwindelte und sie platt auf den Rücken fiel, das Gesicht von den Haaren bedeckt. Der Wind nahm ihr den Atem, und der Himmel mit seinen spärlichen Wolken wirbelte im

Kreis um ihren gewichtslosen Körper. Oder sie ging in den Wald jenseits der Felder, wo die letzten Glockenblumen ihre schweren Köpfe auf die lockere, dampfende Erde hängen ließen und die abgefallenen weißen Blütenblätter der wilden Rosen streiften. Sie sammelte die Blütenblätter ein, bewahrte sie behutsam in der hohlen Hand, glättete sie mit den Fingerspitzen, roch an ihnen, rieb sich die Wangen damit ein; und obwohl sie den glühenden Zweig am Bein nicht gespürt hatte, spürte sie jetzt, wie das Seidenweiche, Rosenblättrige tief in alle Poren drang.

Agnes erinnerte sich nicht des Tages, an dem sie aus dem Wald gekommen war, barfüßig und allein, aber die Bäume und Farne, die dunklen, geheimnisvollen Plätze und sonnenhellen Lichtungen zogen sie magisch an. Still wanderte sie unter den weit ausladenden Ästen der Eichen und Buchen dahin. Ihre nackten Fußsohlen ertasteten die dürren Zweige, die mürben Blätter, die verrottenden Eicheln Hunderter Jahre. Die Vögel schreckten nicht auf, wenn sie kam; die Eichhörnchen blieben hocken und schauten ihr mit zitternden Näschen und zuckenden Schwänzen nach; die Kaninchen duckten sich in die Laubspreu, hetzten aber nicht davon.

Agnes suchte keine Freundschaft mit den Tieren des Waldes. Für das, was Freundschaft bedeutete, hatte sie kein Verständnis. Und wenn Frösche und Mäuse oder Vögel ihr furchtlos entgegenkamen, dann nur, weil sie sich ihnen zugehörig fühlte, nicht fremd, und das spürten sie. Agnes konnte sich in ihr Wesen versetzen, wie sie sich ins Wasser, in den Roggen oder in die Blütenblätter der Rose versetzte; und wäre sie der Sprache mächtig gewesen und hätte jemand sie nach dem Namen der Dinge und Wesen gefragt, hätte sie geantwortet: »Agnes«.

»Agnes« war das einzige menschliche Wort, das ihr etwas bedeutete, denn es stand für sie selbst. Andere Wörter begriff sie bloß in deren oberflächlichem Sinn, und wenn sie diese Wörter nicht hören wollte oder unnütz fand, schloß sie sie aus ihrer Existenz aus. Das einzige Wort, das sie nie ausschließen konnte, weil es ihr Ich umfaßte, war »Agnes«. Sie konnte es nicht ausschließen und ihm nicht entrinnen, aber sie konnte »Agnes« in Steine oder Blumen oder Frösche verwandeln und dann wie ein Stein, eine Blume oder ein Frosch fühlen, statt die ungeheure Einsamkeit des eigenen Seins zu erleiden. »Agnes« war nur erträglich, wenn sie in ein anderes Sein schlüpfte, und daher brauchte sie den Wald und die Felder, in denen es so vieles gab, das ihren Launen gehorchte und »Agnes« wurde.

Klaus und Wilhelmina wollten sie zwingen, wie Klaus und Wilhelmina zu sein, zu fühlen und zu handeln. Sie wollten ihr das einzige verwehren, was sie begriff, wollten ihr die letzte Sicherheit nehmen, die ihr geblieben war – eine erbärmliche Sicherheit zwar, doch immerhin ein heimliches Inselreich, von dem sie sich um keinen Preis trennen mochte.

Nichts dergleichen dachte sie so ausführlich, denn sie dachte fast nie. Sie fühlte nur, verschloß ihren Verstand gegen alles, was von außen auf ihn eindrang, gebrauchte ihn lediglich in bescheidenstem Maß: zum Selbstschutz. So etwa, wenn Klaus ihr befahl, zu den Mahlzeiten pünktlich bei Tisch zu sein; da kam sie meist, denn das Essen war eine körperliche Wohltat, auf die sie nur selten verzichtete.

Auch daß sie sich im Winter in einen Winkel der Stube zum Roggen und den süß riechenden Äpfeln verkriechen konnte, war eine körperliche Wohltat, die sie jedes Jahr aufs neue entdeckte. Überhaupt war ihr Wärme angenehm, daher schlief sie auch so gern bei der Kuh und hielt sich oft in deren Nähe auf.

Gegen Schmerzen verschloß sie sich, denn die waren unangenehm und mußten schon sehr stark sein, um sie einigermaßen zu erreichen. Der glühende Zweig, der ihr das Bein verbrannt hatte, war kaum mehr als eine lästige Empfindung gewesen, die sie nicht einzuordnen vermochte. Daher war ihre Reaktion darauf für Klaus und Wilhelmina unverständlich gewesen.

Es kam aber auch vor, daß Agnes nicht in einer anderen Gestalt oder ein anderes Fühlen aufgehen konnte, und dann wurde ihr entsetzliches Selbstgefühl unerträglich. Schwarze und scharlachrote Schemen zwackten sie von innen her wie mit glühenden Zangen. Das war ein Schrecknis von vernichtender Kraft, und zugleich löste sich ringsum alles auf, versackte in eine grenzenlose Leere, in das überwältigende Gefühl des Verlorenseins. Dann gehörte sie auf einmal nirgendwo mehr hin, war plötzlich das einzige Restchen Ich in einer völlig ausgestorbenen Welt. Dann schrie sie und schrie und schrie, bis ihr die Kehle brannte; aber die Schreie blieben im Kopf und in der Seele stecken, sie saßen so tief und taten so weh, daß sie unaussprechlich waren.

Zuweilen erlebte Wilhelmina mit, wie Agnes von diesen unerklärlichen Angstzuständen gepackt wurde, die meist mit einem Tränenausbruch und erschöpftem Schlaf endeten; aber sie hütete sich, mit Klaus darüber zu reden, und wahrte das Geheimnis.

Seltsamerweise fühlte sich Wilhelmina dem Kind ausgerechnet dann am nächsten, wenn es mit stummer Qual unter diesen gelegentlichen Anfällen litt. Da nahm sie die halb bewußtlose Agnes auf den Schoß, wiegte sie und überhäufte sie mit zärtlichen Worten, erkannte, wie sehr Agnes sie jetzt brauchte, spürte, daß Agnes jeden Widerstand aufgegeben hatte – und in diesen seltenen Augenblicken, in denen nichts mehr zwischen ihnen stand, konnte sie die Kleine aus vollem Herzen lieben.

Agnes hatte keinen Lieblingsplatz im Wald. Sie ging dem Schwatzen des Vogels nach oder dem Keckern und Schimpfen eines Eichhörnchens, folgte instinktiv den Rufen der Tiere. Hier befahl ihr kein Mensch, hier teilte ihr niemand das Tagwerk ein, hier zwang man sie nicht zu nüchterner Selbsterkenntnis. Unbeschwert konnte sie sich den freudvollen Geräuschen der Natur überlassen, dem Seufzen in den Bäumen, wenn der Wind drehte oder die Blätter zauste, dem hellen, scharfen Hämmern des Spechts, dem schalen Ruf des Kuckucks. In jedem Laut schwang »Agnes« mit, und wenn »Agnes« von außen kam und auf hundertfache Weise mit hundertfacher Stimme zu ihr sprach, mußte die innere »Agnes« schweigen. Dann war das namenlose, selbstlose Kind glücklich.

Ende Mai streifte sie eines Nachmittags unter üppig belaubten Bäumen dahin, ließ die Spitzen der Farne durch die Finger gleiten und lauschte mit wachem Sinn den Klängen des Waldes, als plötzlich ein neuer, fremder Laut alles übertönte. Durchdringend und kläglich schnitt er dem Kind ins Herz. Das war »Agnes«, wie es wehevoll aus ihrem Inneren kam, und schon schwanden sämtliche anderen Geräusche, lösten sich in nichts auf. Nur das verzweifelte, ermattete Wimmern blieb, schmerzte in jedem Nerv, forderte Beachtung.

Diesem Laut lief sie entgegen, zertrat achtlos Blumen, zwängte sich zwischen Farnsträuchern durch, folgte unbeirrt der Richtung, aus der die Klage kam – bis sie plötzlich, unerwartet, auf das seltsame schwarze Tier stieß, das nur wenige Schritte vor ihr lag, etwas kleiner als ein Kaninchen, und am Hals in einer Fallschlinge steckte.

Agnes blieb stehen. Weder Klaus noch Wilhelmina hätten sie jetzt wiedererkannt. Ihre leuchtend blauen Augen betrachteten intensiv das leidende Tier. Ihre Gesichtszüge waren alles andere als seelenlos. Ihr ganzes Sein konzentrierte sich auf dieses Wesen, dessen Stimme sie wiedererkannt hatte. Es war die Stimme des Schmerzes und der Verzweiflung, es war der lautlose Schrei, der von innen kam. Es war »Agnes«.

Das Tier hatte beim Versuch, sich aus der Falle zu befreien, das Farnkraut geknickt und plattgewälzt und lag nun in diesem Gewirr auf der Seite. Die Schlinge hatte sich bei jeder Bewegung nur noch fester zugezogen, und wenn sie auch das arme Opfer nicht gleich erwürgte, steckte es doch hilflos darin fest und mußte sich in sein Schicksal fügen. Tiefe Fleischwunden und verkrustetes Blut an Kopf und Hals des Tieres zeugten vom vergeblichen Bemühen, die Schlinge gewaltsam mit den Pfoten zu öffnen. Seine Gefangenschaft dauerte jetzt schon fast eine Woche. Die Augen verschwanden in den Höhlen, die Zunge hing geschwollen aus dem qualvoll aufgerissenen Mäulchen, das schwarze Fell hatte allen Glanz verloren, die Flanken waren eingefallen.

Unbewußt fuhr sich Agnes an die Kehle und spannte die zuckenden Halsmuskeln an, als drücke es auch ihr die Luft ab. Sie kniete vor dem erschöpften Tier nieder, das nun, da es nicht länger allein war, zu wimmern aufgehört hatte, aber die Zähne zeigte, ängstlich fauchte und blitzschnell die Krallen ausfuhr. Sie schlugen Agnes durchs Kleid in die Haut, und obwohl das weh tat, war ihr, als habe sie sich selbst zur Wehr gesetzt. Denn der geschundene Körper, den sie jetzt vorsichtig mit den Händen faßte, war »Agnes« im Würgegriff.

Wieder bekam sie die Krallen zu spüren, diesmal bohrten sie sich an ihrem Arm tief ins Fleisch. Ihr Blut tropfte aufs Handgelenk, als sie den angespannten schwarzen Leib sanft zu streicheln begann; und die Krallen lösten sich, und tiefe Stille und Ruhe durchfluteten die beiden auf ihrem einsamen Platz im Halbschatten, und alle Angst und Verzweiflung waren auf einmal gewichen.

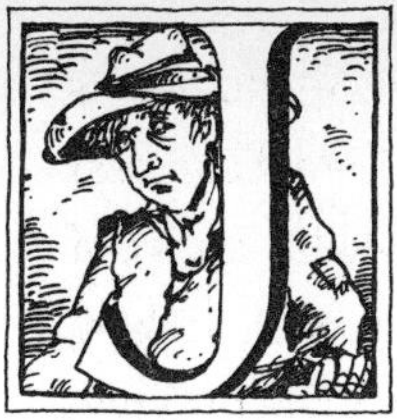

Josef hatte die Falle aufgestellt, derselbe Josef, der Agnes aus dem Wald hatte kommen sehen und später gegen sie aussagen sollte. In den letzten Jahren war es ihm sehr schlecht ergangen. Seine beiden Kühe waren verendet, seine Äcker brachten nicht den erhofften Ertrag. Daß Josef bloß besonders faul war und ausgerechnet dann unter allerlei eingebildeten Schmerzen litt, wenn das Feld ihn am dringendsten gebraucht hätte, wollte er freilich nicht wahrhaben, und statt seine Trägheit zu überwinden, beklagte er lieber sein Unglück.

Er hauste allein in einer Hütte, die schmutziger war als der Stall von Klaus und Wilhelmina, und oft genug ging er mit leerem Magen zu Bett. Er sammelte im Wald Eicheln, Wildfrüchte und Wurzeln, die er in einem verrußten Kessel über dem Feuer dünstete, und hin und wieder wilderte er einen Hasen.

Der Wald gehörte, wie alles Land ringsum und auch das Dorf, einem Gutsherrn. Jedes Jahr forderten dessen Leute den Zehnt ein, den die Bauern in Form von Getreide oder Tieren ablieferten, und überdies war jeder arbeitsfähige Mann verpflichtet, eine bestimmte Anzahl von Tagen auf den Äckern des Gutsherrn zu fronen. Er allein durfte im Wald jagen. Die Wildschweine, das Rotwild, die Füchse und Wölfe gehörten ihm ebenso wie die Hasen und Hermeline und Marder.

Die Dörfler mußten als Treiber herhalten, und fiel die Beute unüblich reichlich aus, bekamen sie, selten genug, gnadenhalber einen bescheidenen Teil ab. Die Hasen, die über die Felder hetzten, die Kaninchen, die sich im Roggen einnisteten, die diebischen Saatkrähen und Waldtauben standen den Bauern jederzeit frei; hingegen war alles, was im Wald lebte, ausschließlich dem Gutsherrn vorbehalten.

Josef wußte das so gut wie jeder andere im Dorf. Er wußte auch, daß es harte Strafen setzte, wenn jemand beim Wildern ertappt wurde. Aber er lag eben von Natur aus lieber den halben Tag auf der faulen Haut, statt sich um seine Kühe oder ums Getreide zu kümmern. Dafür schlich er die halbe Nacht von Baum zu Baum durchs Gehölz und stellte gut getarnte Fallen auf, in die sich vielleicht ein Hase verirren würde. Die Fallen kontrollierte er regelmäßig, aus Angst, ein gefangenes Tier könne in seinem verzweifelten Befreiungskampf den Jäger herbeilokken. Auch legte Josef kaum je seine Schlingen zweimal am selben Ort aus, sondern folgte stets den frischen Hasenfährten, um sie gleich darauf wieder zu meiden.

Die schwarze Katze tappte ihm in einer Vollmondnacht in die Falle. Überraschung und instinktive Angst waren eins, als Josef das Biest entdeckte, denn er hatte seit vielen Jahren keines mehr gesehen. Er war beinahe noch ein Kind gewesen, als man die letzte Katze aus dem Dorf gejagt hatte, und als er jetzt in diese unheilvollen gelben Augen schaute, die im hellen Mondlicht zu schmalen Schlitzen verengt waren, fielen ihm plötzlich jene längst vergessen geglaubten Tage der Hysterie wieder ein …

Damals hatte es geheißen, Katzen stünden im Sold des Satans. Sie konnten sich in Hexen verwandeln, mit ihrem bösen Blick Menschen in Bann schlagen. An bestimmten Tagen konnten sie sogar fliegen, und ihre Zauberkräfte waren ebenso maßlos wie furchterregend. Daher mußte man sie töten.

Josef erinnerte sich, wie er und die anderen Jungen, mit Stöcken und Sicheln bewaffnet, das Dorf durchkämmt hatten und die Katzen in wilder Panik vor sich her trieben. Zweifellos dank ihres zweiten Gesichts war es den meisten Tieren gelungen, rechtzeitig und mit übernatürlicher Behendigkeit auf die Dächer und die Baumkronen zu entweichen, von wo sie, speiend und fauchend, ihren Jägern die übelsten Verwünschungen aufs Haupt riefen. Jene Katzen aber, derer sie habhaft wurden, brachten sie auf den Dorfplatz, wo der Priester die Teufelsaustreibung vornahm, ehe man die Tiere öffentlich auf dem Scheiterhaufen verbrannte, den man eigens für diesen Zweck errichtet hatte. War das eine fürchterliche Katzenmusik gewesen! Viele Leute behaupteten, sie hätten mit ihren eigenen Augen gesehen, wie sich die bösen Geister qualvoll wanden, als die Katzen in Rauch und Asche aufgingen.

Josef hatte noch immer das schreckliche Heulen und Miauen der gemarterten, verdammten Seelen im Ohr. Fast konnte er jetzt noch die Flammenhitze auf den Wangen spüren und die selbstgerechte Genugtuung nachempfinden, die ihn und alle Umstehenden damals gepackt hatte. Und sein Herz schlug schneller als sonst, als er sich an dieses aufregende Spektakel erinnerte, während ihn die gefangene Katze unverwandt anstarrte ...

Nur wenige Augenblicke lang beschwor er jene Bilder herauf, Augenblicke, in denen er seinerseits die Katze in der Falle anstarrte. Dann aber überwältigte ihn die Angst, sie könnte sich an ihm rächen, könnte ihn verhexen, und in aller Eile schlug er das Kreuzzeichen und sandte ein Stoßgebet zur Heiligen Jungfrau Maria.

Er wußte, daß er der Katze mit der Keule eines über den Kopf ziehen sollte. Ein einziger kräftiger Hieb würde genügen, sie zu töten. Und doch – ob sie dann wirklich starb? Würde auch der böse Geist, der in dieser pelzigen Hülle steckte, mit ein paar letzten Zuckungen verrecken – oder würde er aus dem Leib der Katze schlüpfen und in den seinen fahren? Er war der einzige Mensch weit und breit, er allein trug Schuld an der mißlichen Lage, in die das Biest geraten war. Gewiß sann die Hexe jetzt auf Vergeltung.

Während er sich heftig bekreuzigte und pausenlos Gebete murmelte, trat Josef hastig den Rückzug ins schützende Dunkel der Farne und Sträucher an. Die Katze würde innerhalb weniger Tage von selbst sterben. Niemand würde etwas davon erfahren. Und er hatte sie nicht angerührt.

»Heilige Muttergottes, bewahre mich vor dem Übel, und ich verspreche dir, nie wieder im Wald zu wildern. Heilige Muttergottes, schütze mich!« Auf dem Heimweg zu seiner ärmlichen Behausung sagte er sämtliche Gebete auf, die er jemals gelernt hatte, ja, er warf sogar die beiden

Hasen weg, die er am Gürtel trug, und überließ sie den Füchsen und Krähen.

Tagelang wagte er sich nicht einmal in die Nähe des Waldes. Er stand zeitig auf und bestellte sein Feld – zur großen Überraschung der Nachbarn, die ihn sonst nur als Faulpelz kannten –, und Abend für Abend ging er zur Kirche, senkte das Haupt und lag wohl eine Stunde lang vor dem Altar auf den Knien – hatte doch der Priester gesagt, wessen Herz und Hirn mit heiligen Gedanken erfüllt sei, der könne dem Satan nie zum Opfer fallen. Und von früh bis spät betete er stündlich ein Vaterunser, um die Erinnerung an den bösen Blick der Katze zu vertreiben.

Weil ihm das nicht gelang, schnitt er in seiner Verzweiflung ein Kreuz in den Türbalken. Am liebsten hätte er dem Priester alles gebeichtet und ließ es letztlich nur bleiben, weil er dann auch eine Erklärung für seinen nächtlichen Aufenthalt im Wald hätte geben müssen.

Josef wußte, daß er erst wieder Frieden finden würde, wenn er die Katze tot vor sich liegen sah, denn dann konnte sie ihm nichts mehr anhaben. Und er redete sich ein, daß an seinen nun schon Tage und Nächte dauernden Qualen einzig und allein dieses Vieh im Wald Schuld trug. Solange es lebte, würde es unheilvollen Einfluß auf ihn ausüben.

Und so bewaffnete sich Josef am nächsten Tag mit einem Stock, den er messerscharf zugespitzt hatte, und kehrte in den Wald zurück, zögernd, doch entschlossen, dem Tier das Herz zu durchbohren und es solcherart an Leib und Seele zu vernichten.

Wider Willen begann sein Herz zu klopfen, als er den Pfad erreichte, der zur Falle führte; nur mit äußerster Überwindung folgte er ihm. Ein Vaterunser auf den Lippen, zitternd beim Gedanken an die Wiederbegegnung mit dem Hexenbraten, faßte er den Stock fester, sagte sich, ein heftig geführter Stoß durch die Rippen werde genügen, denn das Biest sei gewiß ohnehin bereits verendet, und dann ...

Und dann sah er Agnes auf dem Boden knien. Ihr flachsblondes Haar umschmeichelte den Körper des Tieres, ihre Finger befreiten seinen Hals aus der Schlinge. Er sah die Krallenspuren auf dem Arm des Mädchens, sah das Blut rinnen, ohne daß Agnes dem Beachtung schenkte, sah den Schwanz der Katze zucken.

Mit offenem Mund, unfähig, die magischen Worte zu stammeln, die seine Rettung bedeuteten, stahl er sich fort, preßte dabei die zugespitzte Stange vor die Brust und hatte sie doch längst vergessen.

Als er den verwirrenden Waldschatten verließ und wieder in der Sonne stand, mußte er haltmachen und Atem schöpfen. Noch immer hatte er klar und deutlich das Bild des stummen Kindes vor sich, dessen helles Engelshaar sich mit dem rabenschwarzen Fell der Katze vereinte.

Die Katze war zu schwach, um davonzulaufen. Sie war mehr tot als lebendig und vor Erschöpfung unfähig, ihrem instinktiven Drang zur Flucht nachzugeben. Also blieb sie an Ort und Stelle liegen, ohne die wiedergewonnene Freiheit zu nützen.

Agnes setzte sich zu ihr. Sie verschwendete keinen Gedanken an die Katze, fühlte sich aber in ihren Zustand ein. Die Augen, die für Wilhelminas Lockungen und einen vorwurfsvollen Blick von Klaus stets blind waren, verfolgten nun jede kleinste Regung; den flachen Atem der Katze, das beinahe unmerkliche Auf und Ab der eingefallenen Flanken, das gleichsam unbeabsichtigte Zucken der Schwanzspitze, das Zögern beim Einziehen der Krallen ... Dies alles und mehr verstand Agnes nicht so sehr als sichtbare Zeichen dafür, in welcher körperlichen Verfassung sich die Katze befand, sondern als eigene Erfahrung. Sie erspürte vor allem, was sie erschaute, und erlebte es sofort selbst. Auch ihr Atem ging flach, fast hechelnd; sie öffnete und schloß ihre Finger wie Krallen; und wenn die Katze mit dem Schwanz zuckte, spürte Agnes jedesmal ein Ziehen und Zerren im Rücken.

In der warmen Frühsommersonne schliefen beide ein, Seite an Seite, in gleicher Haltung.

Sie erwachten auch zugleich. Die Sonne war untergegangen, der Wald dunkelte, klamme Kälte zog herauf.

Agnes war benommen. Sie fühlte sich sehr schwach, ganz steif in den Gliedern. Die Katze starrte sie an. Solche

Augen hatte das Kind noch nie gesehen: rund und tiefgelb um eine schwarze Mitte, die sich weitete und verengte. Gleich meinte Agnes, daß ihre Augen denen der Katze glichen, und tastete sie mit den Fingerspitzen ab. Außerdem spürte sie ein Drücken im Leib, dicht unter den Rippen, dort, wo es immer weh tat, wenn sie Hunger hatte. Das machte ihr plötzlich bewußt, daß die Dunkelheit herankroch und es Essenszeit war. Die schwarze Katze schaute sie an und hatte ebenfalls Schmerzen vor Hunger.

Agnes stand auf, Zweige und modriges Laub im Haar. Das Blut auf ihrem Arm war über den zerkratzten Stellen verkrustet. Aber sie nahm nur die Katze wahr, die sie noch immer anstarrte, und sie hob das Tier auf und drückte es an sich. Die Katze fauchte erschrocken, sperrte sich auch zunächst, als wollte sie Agnes aus dem Arm springen, spürte aber dann den warmen Körper, und das war eine angenehme Wärme, und die instinktive Angst legte sich, und das Schaukeln lullte sie ein.

Je näher Agnes dem Dorf kam, um so mehr beeilte sie sich, denn sie wußte, daß es bereits spät war. Hätte Wilhelmina sie jetzt auf dem Weg über die Wiesen und durch die Felder gesehen, wäre sie nicht aus dem Staunen herausgekommen: Agnes lächelte so selbstvergessen und zufrieden wie irgendein Kind oder Erwachsener.

Aber Klaus und Wilhelmina saßen bei Tisch, vor sich die geleerten Teller, und blickten stumm auf die Schüssel, in der unterdessen der Kohl kalt geworden war.

»Meinst du, daß ihr etwas zugestoßen ist?« fragte die Frau schließlich.

»Was bringt dich auf diesen Gedanken?«

»Sie hat noch nie eine Mahlzeit versäumt.«

»Diesmal doch, wenn sie noch länger ausbleibt. So dumm braucht sie sich auch wieder nicht zu stellen.«

Jedesmal, wenn es um das Kind ging, wurde Klaus unweigerlich reizbar, und das Essen auf dem Tisch war ihm plötzlich zuwider. Es war ihm auch zuwider, daß seine Frau immer noch so sehr an dem Kind hing, daß sie sich um den Balg Sorgen machte. Am meisten aber ärgerte ihn, daß er nach wie vor nicht den Mut aufbrachte, Agnes wegzujagen. Schon wollte er einmal mehr darauf hinweisen, daß es für sie bestimmt auf dem Gutshof einen Platz in der Küche gab, da ging die Tür auf, und Agnes trat ein.

Alle drei erkannten in diesem Augenblick, daß etwas anders war als sonst. Zum ersten Mal seit Jahren nahm Agnes sie unmißverständlich wahr – mehr noch, sie wirkte beinahe schuldbewußt, als habe sie ein Geheimnis. Endlich benahm sie sich wie ein richtiges Kind, und obwohl sich Wilhelmina diesen seltsamen Wandel nicht erklären konnte, wurde ihr ganz warm ums Herz. Sie sprang auf und rief: »Agnes! Was ist geschehen? Wo warst du? Was ist dir widerfahren?« Ihre Stimme klang besorgt. Als sie die vielen blutverkrusteten Schrammen und Kratzspuren sah, die sich kreuz und quer über den Arm des Kindes zogen, faßte sie erschrocken nach seiner Hand. Auch Klaus war aufgesprungen und hatte Agnes an der anderen Hand gepackt.

»Zürne ihr nicht!« beschwor ihn die Frau. Instinktiv fühlte sie, daß Agnes ihnen in diesem Augenblick hilflos ausgeliefert war und sogar Angst hatte.

»Wo warst du? Wie ist das geschehen?« brüllte er, kalte Wut in den Augen. Warum gab einem dieses unbegreifliche Geschöpf immer neue Rätsel auf? Wieviel Unglück würde Agnes noch über sie bringen? »So rede doch, um Christi willen!« schrie er sie an. »Du bist nicht taub. Du hörst mich. Du verstehst, was ich sage. Gib uns wenigstens ein einziges Mal Antwort!«

»Klaus!« Seine Frau streckte ihm beschwichtigend die Hand entgegen und drückte das Kind an sich. »Laß sie. Du weißt nicht, wovon du sprichst. Wie soll uns die arme Seele Antwort geben? Bei Gott, wenn sie das könnte, wie oft hätte sie das schon von selbst getan!«

Der Mann ließ mit verächtlichem Schnauben von ihr ab und fügte sich drein. »Mach, was du willst. Du hast sie ins Haus gebracht. Beschütze sie, verteidige sie, verschwende meinetwegen deine ganze Liebe an sie – aber vergiß nie, daß sie ein Wechselbalg ist. Sie ist nicht deine Agnes, unsere Agnes. Kannst du dich an die überhaupt noch erinnern? Diese Kreatur da, die hat Josef im Wald gefunden; und dort verkriecht sie sich jeden Tag aufs neue und kommt jeden Tag noch verwilderter zurück. Schau sie dir doch an!«

Er entriß der Frau das Kind und zwang es, sich vor ihnen hinzustellen.

»Da, schau! Heute sieht sie aus wie ein Raubtier nach dem Kampf. Ihr Kleid ist zerrissen, ihre Arme sind zerschrammt, ihr Haar ist völlig verdreckt. Angenommen, sie hat sich von den Tieren im Wald die Tollwut geholt. Hast du dir das schon einmal überlegt? Womöglich fängt sie demnächst wie ein verrückter Hund zu heulen an und kriegt Schaum vor den Mund. Sollten wir sie nicht besser draußen an einen Pfahl binden oder irgendwo einschließen, bevor sie auf uns losgeht? Nur Gott oder der Teufel könnte uns verraten, was sie heute getrieben hat.«

»Klaus! Klaus! Du weißt wirklich nicht mehr, was du redest!« rief Wilhelmina, geängstigt von seinen zornigen Worten, tief getroffen von der Erinnerung an ihre tote Tochter und doch unfähig, das Kind ausgerechnet jetzt, wo es Hilfe brauchte, im Stich zu lassen.

Der Mann stürmte aus der Stube, und sobald er fort war, zog Wilhelmina Agnes mit sanftem Nachdruck ans Feuer, gab ihr einen Krug und sah zu, mit welcher Gier sie trank. Dann schöpfte Wilhelmina aus dem großen eisernen Kessel, der über der heißen Asche summte, Wasser in eine Schüssel und holte einen Lappen, um die Wunden zu reinigen.

Zuerst widersetzte sich Agnes und versteckte die Arme hinter dem Rücken, dann aber schien ihr das warme Wasser zu behagen, denn sie überließ sich gefügig Wilhelminas Pflege, und erneut fragte sich die Frau, warum dieses seltsame Kind zuweilen Schmerzen spürte und dann wieder nicht. Agnes saß ihr jetzt zu Füßen und aß den gedünsteten Kohl, den es heute abend gab. Währenddessen nahm Wilhelmina ihr Haar auf den Schoß und kämmte den Schmutz und die Zweige aus. Darüber vergaß sie ihre Angst und den Zorn des Mannes und malte sich seufzend aus, wie schön und friedvoll das Leben sein könnte, wäre Agnes immer so nachgiebig und erträglich.

Schon halb im Schlaf, meinte sie, ließ sie das Kind beim Feuer zurück, räumte den Tisch ab und erledigte dies und das. Als sie sich aber wieder nach Agnes umschaute, freundlich lächelnd, in der Erwartung, die Ärmste sei unterdessen eingeschlafen, war Agnes fort!

Wilhelmina zog scharf die Luft ein, denn sie hatte nichts gesehen oder gehört und Agnes doch nur für wenige Augenblicke den Rücken gekehrt. Und plötzlich, als hätte man sie mit der Keule getroffen, fiel ihr alles wieder ein, was Klaus drohend prophezeit hatte. Sie faßte sich an die Brust, so rasend schlug jetzt ihr Herz.

»Agnes! Agnes!« rief sie und rannte in die Nacht hinaus.

Der Mond stand im ersten Viertel, der Himmel war bedeckt, und Wilhelmina sah kaum mehr als die Schatten der Nachbarhäuser und das fahle Schimmern der Kohlköpfe im Gemüsegarten. Hatte sich da etwas bewegt? War da nicht ein hastiges Trippeln, der leise Ruf eines Tieres? Nein, nur Dunkelheit und Stille, und Wilhelmina wagte sich keinen Schritt weiter aus Angst vor dem Unerklärlichen und wie gelähmt vom Hämmern ihres Herzens.

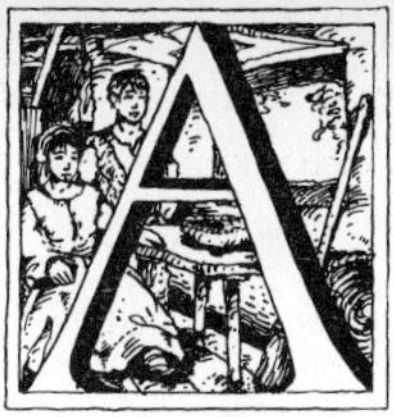

Agnes war zu den Sträuchern am Teich gelaufen, wo sie die Katze versteckt hatte. In der einen Hand trug sie den Milchkrug, in dem sie absichtlich ein Restchen für die Katze zurückgelassen hatte, in der anderen einen Ranken Roggenbrot. Als die Frau nach ihr rief, duckte sie sich und wartete eine Weile, bis Wilhelmina ins Haus gegangen war.

Die Katze hatte sich nicht von der Stelle gerührt. Hunger, Durst und Schmerzen raubten ihr alle Kraft. Das bißchen Wärme in Agnes' Arm hatte ihr behagt, aber seit das Kind sie unter dem Strauch abgesetzt hatte, ergab sie sich wieder ihrer Schwäche.

Agnes holte die Katze aus dem Versteck und setzte sie ins Gras. Dann tauchte sie den Finger in den Krug und ließ ihr die paar Milchtropfen auf das Mäulchen rinnen. Das tat sie wieder und wieder, aber die Katze reagierte nicht. Sie lag bloß da, die gelben Augen halb geschlossen, als spüre sie nichts und nähme Agnes nicht einmal wahr.

Agnes leckte sich die Lippen, unbewußt wollte sie das Tier dazu verleiten, es ihr nachzumachen. Dann nahm sie es auf den Schoß, bettete es in die Armbeuge und neigte sich ihm so dicht zu, daß ihr Atem es in der Nase kitzelte.

Als die Katze neuerlich Wärme spürte, roch sie auch die Milch, das Feuchte auf ihrem Maul. Mühsam schleckte sie sich mit der rauhen, geschwollenen Zunge sauber.

Agnes goß ein wenig Milch in die hohle Hand und hielt sie der Katze hin. Das Tier konnte seiner wunden Kehle wegen nur langsam trinken, aber die zaghaften Versuche bereiteten Agnes große Freude. Immer wieder füllte sie Milch nach, bis der Krug leer war, und dann schöpfte sie Wasser aus dem Teich, und die Katze schlabberte ihr auch das aus der Hand und leckte ihr die Finger ab.

Endlich war die Katze satt. Sie kam staksig hoch und streckte sich vorsichtig. Es war ein jämmerlicher Anblick, aber Agnes konnte im schwachen Licht ohnehin fast nichts erkennen. Dann tapste die Katze prüfend näher, als suchte sie die schützende Wärme.

Agnes faßte sie an den Bauch, fühlte unter den Fingern die spröden Fellhaare und hob die Katze auf den Schoß. Dort rollte sie sich sofort ein, stupste ihr ein paarmal das Schnäuzchen in den Magen und begann mit den Pfoten zu kneten. Dazu kam aus ihrer Kehle ein leises, zufriedenes Singen.

Zum ersten Mal hörte Agnes den Gesang der Katze, ein dunkles, sanftes, rhythmisches Schnurren im Einklang mit dem Spiel der Krallen.

Obwohl Agnes das Geräusch nicht bewußt wahrnahm, empfand sie es zutiefst. Es war in ihr, gehörte zu ihr, verzauberte sie, lullte sie ein, gab ihr Ruhe und inneren Trost. Sie schloß die Augen und überließ sich willenlos der Zufriedenheit der Katze, schlang die Arme um sie und wiegte, fast unmerklich, den Kopf und die Schultern.

Auf dem Heimweg von der Wirtsstube, wo er seinen Zorn mit ein paar Humpen Bier hinuntergespült hatte, sah Klaus die schmächtige Gestalt beim Teich sitzen. Der Mond war nicht mehr wolkenverhangen; sein schwaches, aber klares Licht lag über dem Garten, spiegelte sich im Wasser, umspielte sanft das Blondhaar des Mädchens.

Klaus blieb ruckartig stehen. Er hatte seinen Zorn ersäuft, betäubt, hatte das Kind eine Zeitlang vergessen, einfach vergessen. Doch als er es so unerwartet vor sich sah, überkam ihn gleich wieder diese dumme, lächerliche Gereiztheit, die ihn immer plagte, sobald ihm Agnes unter die Augen kam.

»Was treibt sie denn jetzt wieder?« brummte er.

Er wollte das nicht wirklich wissen, eigentlich war es ihm sogar gleichgültig, und außerdem war er von ihr so Seltsames gewohnt, daß ihn nichts mehr überraschen konnte. Er erinnerte sich daran, wie sie stundenlang Steine gestreichelt hatte, reglos, nur ihre Finger hatten sich bewegt. Und er erinnerte sich, daß seine Frau einmal befürchtet hatte, Agnes könne in den Teich fallen und ertrinken – und daß er, mehr als einmal, gehofft hatte, sie würde es tun. Wasser zog sie nämlich magisch an.

Er wollte schon weitergehen, doch nun war er so gereizt, daß er doch herausfinden mußte, was Agnes diesmal aufführte. Sie würde ihn ohnehin nicht bemerken. Sie bemerkte ihn ja nie.

Als er näher gekommen war, sah er, daß sie die Augen geschlossen hatte und etwas in den Armen hielt, etwas sehr Schwarzes, das sich an sie klammerte, aber was es war, konnte er nicht erkennen. Als er darüber noch rätselte, bedächtig, weil das Bier seinen Geist und seine Glieder schwer gemacht hatte, hörte er den unterdrückten Laut. Ob sie selbst ihn mit geschlossenem Mund ausgestoßen hatte oder ob er von dem schwarzen Ding gekommen war, das ihren halben Leib bedeckte, hätte Klaus nicht sagen können. Aber er tat plötzlich keinen Schritt weiter, wollte nichts mehr wissen, um keinen Preis.

So schnell ihn die Füße trugen, hastete er heim, wo ihn die Frau bereits voll Sorge erwartete.

»Hast du Agnes gesehen?« begrüßte sie ihn. »Ist sie draußen? Ich hielt vergeblich nach ihr Ausschau.«

»Nein, ich habe sie nicht gesehen.« Er knallte die Tür zu und schob den schweren Riegel vor. Dann wandte er sich heftig gegen seine Frau. »Wenn sie draußen ist, soll sie draußen bleiben. Warum bist du sie nicht selber suchen gegangen?«

»Ich hatte Angst.« Sie zuckte hilflos die Schultern, konnte das Gefühl nicht beschreiben, das sie übermannt hatte. »Ich hatte Angst«, wiederholte sie, unfähig, dem Blick ihres Mannes standzuhalten. Und ohne ein weiteres Wort gingen die beiden zu Bett.

Mitten in der Nacht schreckte Wilhelmina auf. Ein Geräusch hatte sie geweckt, aber als sie die Ohren spitzte, war alles still. Ob Agnes versucht hatte, die Tür zu öffnen? Wilhelmina wagte es nicht, den Schlaf ihres Mannes zu stören, also blieb sie liegen. Obwohl sie weiterhin angestrengt lauschte, hörte sie das Geräusch nicht wieder, und zuletzt fielen ihr die Augen zu.

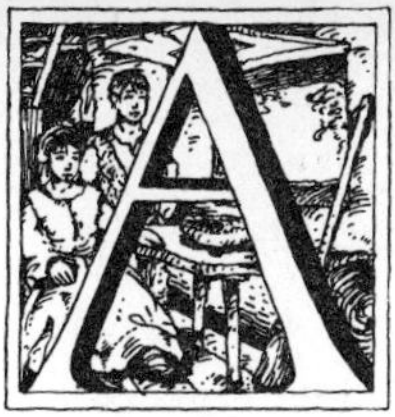

An den folgenden Tagen brauchte die Katze Agnes von früh bis spät, um zu überleben. Sie war so schwach, daß sie sich kaum auf den Beinen halten konnte. Und weil Agnes sie unentwegt im Arm trug und pflegte, ihr menschliche Nähe bot, geschah etwas, das unter herkömmlichen Gegebenheiten undenkbar gewesen wäre: Die Katze verlor ihre Wildheit und Angst.

Sie war sehr jung, fast noch ein Kätzchen, und stammte in langer Reihe von jenen wenigen Artgenossen ab, die vor vielen Jahren den Nachstellungen der Dorfbewohner entronnen waren. Als Agnes sie gefunden hatte, war sie ungezähmt wie jedes andere Tier im Wald auch: so schlau wie der Fuchs, so flink wie das Wiesel, so wild wie der Eber. Aber anders als diese alle trug sie den Hang zur Gewöhnung an die Menschen im Blut. Nie wäre sie ihnen von sich aus zugelaufen, doch als sie unerwartet und noch dazu in so hilfloser Verfassung einem Menschenkind in die Hände fiel, reagierte sie weniger abweisend als ein Fuchs, ein Wiesel oder ein Eber das getan hätten.

Zuerst konnte sie nur Milch und Wasser schlürfen, aber nach einiger Zeit gelang es ihr bereits, das Brot zu fressen, das Agnes in die Milch gebrockt hatte. Dank der regelmäßigen Mahlzeiten glänzte bald ihr blauschwarzes Fell wieder und schimmerte seidig. Nur das Wundmal, das ihren Hals wie ein Band umschloß, sah häßlich aus und verursachte ihr viele Qualen. Wo die Schlinge tief ins

Fleisch eingeschnitten hatte, war das Fell blankgewetzt, und weil sich das arme Tier bei seinen verzweifelten Befreiungsversuchen nur um so mehr verletzt hatte, dauerte es lange, bis die Wunden verheilten. An einzelnen Stellen wuchs zwar das Fell rasch nach, deckte aber die kreisförmige Narbe nicht zu, die von der Schlinge zurückgeblieben war, unterm Kinn begann und bis hinter die Ohren reichte.

Die Katze war so schwarz wie die Krähen, die den Bauern die Saat von den Feldern stahlen. Ihr Fell war so weich wie das Gras und so glatt wie die Blütenblätter der Rose. Agnes fand größten Gefallen daran, die Katze von der Schnauze bis zur Schwanzspitze zu streicheln, und das Tier reagierte auf diese unentwegte Zuwendung, indem es auffordernd mit dem Kopf gegen ihre Hand stieß und sich genüßlich dehnte und streckte.

Agnes wahrte ihr Geheimnis, denn erstmals war ihr bewußt, daß sie und die Katze in einer Welt lebten, die vorwiegend von anderen behaust wurde, von Menschen, die ihre Zweisamkeit irgendwie beeinflussen oder sogar zerstören konnten. Solange die Katze fürs Laufen zu schwach war, versteckte Agnes sie über Nacht in den Sträuchern beim Teich, und gleich nach Sonnenaufgang eilte sie in den Wald, die Katze fest auf dem Arm, in der Hand einen Krug mit Milch, die sie der Kuh aus dem Euter gestohlen hatte, ehe Klaus auch nur ein Auge aufgetan hatte.

Als Agnes eines Morgens kam – kaum, daß die Sonne als roter Schimmer im Frühdunst hing, und nur die Sträucher ragten hoch und grün aus dem Grau – , war die Katze fort. Auf dem Platz, an dem sie gelegen hatte, war das Gras noch niedergedrückt, aber schon kalt. Agnes kniete nieder und strich mit den Fingern über die kalte Grube, als fände sie so einen Hinweis, wohin das Tier verschwunden war.

Es war eine schreckliche Erkenntnis; alles, was sie in diesen drei Tagen empfunden hatte, brach plötzlich in sich zusammen. Aber dann tauchte auf einmal der Kopf der Katze aus den Gräsern auf, und große gelbe Augen blickten Agnes entgegen.

Miau!

Bei diesem Laut schloß sich die Kluft wieder, und hätte Agnes lachen können, hätte sie jetzt aus vollem Hals gelacht.

Aber nun bekam sie es mit der Angst zu tun. Sie befürchtete, ihr anderes Ich könnte sich auflösen wie eben jetzt die Dunstwölkchen ringsum. Sie gab der Katze die Milch, wie üblich in der hohlen Hand, und dann trug sie sie in den Wald, an einen Ort, wo die Stunden ungezählt verstrichen.

Bei Einbruch der Dunkelheit kam sie allein zurück. Agnes hatte im Wald einen Baum entdeckt, dessen Stamm unter den Wurzeln ausgehöhlt war. Vielleicht hatte hier ein Dachs gehaust. Das Plätzchen war warm und trocken und roch nach alldem, was Agnes unter Sicherheit verstand. In diese Höhle hatte sie die Katze gesetzt und die Öffnung so dicht mit dürren Ästen verschlossen, daß die Katze sie weder zur Seite schieben noch dazwischen durchschlüpfen konnte.

Die Katze hatte gegen die Unterkunft nichts einzuwenden, und bald erübrigte es sich, den Zugang zu verrammeln.

Kaum brachen die ersten Sonnenstrahlen durch den Laubschatten, war Agnes stets zur Stelle, und die Katze lief ihr mit steil gerecktem Schwanz entgegen, miaute zur Begrüßung und strich um ihre Beine. Dann nahm Agnes sie hoch, vergrub den Kopf im weichen Fell, bettete die Katze in die Armbeuge, so daß sie auf dem Rücken lag, und kraulte sie zärtlich am weichen Bauch.

Dann folgte das Ritual des Fütterns. Es genügte nie, daß Agnes die Schüssel mit der Milch und dem Brot auf den Boden stellte und zusah, wie sich die Katze sättigte. Nein, sie mußte das Brot in der Hand zerkrümeln, ein bißchen Milch darübergießen und so der Katze hinhalten. Das Schönste daran war das Gefühl, wenn die rauhe Zunge auf der Haut kitzelte.

Ihre Beziehung zur Katze war sehr innig. Agnes lebte nur noch für das Gefühl, das sie in ihrer Nähe oder bei jeder Berührung empfand, und es gab keinen Unterschied mehr zwischen ihren eigenen Gefühlen und denen der Katze. Sie war die Katze, und die Katze war »Agnes«. Erst als ihre Liebe wuchs, und mit ihrer Liebe das immer stärkere Bewußtsein der eigenen Existenz, ahnte sie gelegentlich, daß die Katze ein Wesen für sich war.

Wann immer sich ihr diese Erkenntnis aufdrängte – nicht oft und meist so unklar, daß es zum wahrhaften Begreifen nicht reichte, sondern nur zu einem schmerzvollen Augenblick der Verwirrung –, mußte sie die Katze ganz fest an sich drücken. Lag das Tier aber verschlafen auf ihrem Schoß und schnurrte, versank Agnes in einen traumhaften Glückszustand; so etwa mochte sich ein Säugling fühlen, den die Mutter sanft im Arm wiegte.

Die Katze war nun stark und verspielt. Entkam sie der Umarmung des Kindes, jagte sie Schmetterlingen oder zuckenden Schatten hinterher und hieb mit den krallenbewehrten Pfoten in die Luft. Dann wieder wirbelte sie im Kreis und haschte nach ihrem Schwanz oder hetzte blitzschnell einen Stamm hoch, sprang aus den Ästen auf den Boden und focht mit den Farnen und dem Löwenzahn heftige Kämpfe aus. Einmal bekam sie einen nichtsahnenden Vogel zwischen die Pfoten und biß zu. Das arme Geschöpf zappelte hilflos mit den Flügeln, und die Katze ließ den Schwanz peitschen, wandte den Kopf, starrte Agnes an und war plötzlich wie verwandelt. Als Agnes eingreifen wollte, wich die Katze zurück und flüchtete in ihre Höhle unter den Baumwurzeln – und das war, als krache ein großes Falltor herab, und Agnes blieb im Dunkeln zurück.

Üblicherweise fand sie aber Gefallen an den Bewegungen der Katze. Sie wurde es nie müde, dem Spiel der geschmeidigen Muskeln unter dem glänzend schwarzen Fell zuzuschauen; oder dem Zucken und Ausschlagen des Schwanzes, an dem man jede ihrer Launen und Gefühlsregungen ablesen konnte; oder der Art, wie sie die Ohren nach allen Richtungen drehte; oder dem geschickten Zusammenwirken aller Nerven und Sehnen in diesem schlanken schwarzen Leib.

Bald traute Agnes sich selbst vergleichbare Bewegungen zu. Beim drängenden Wunsch, dem Beispiel der Katze zu folgen und ebenfalls irgendwie ihre Freiheit auszudrücken, wurde ihr ganz leicht ums Herz. Sie gab dem inneren Drang nach und begann zu tanzen. Sogleich gehorchte ihr Körper dem natürlichen Rhythmus. Die unermüdliche Beobachtung der Katze kam ihr nun unbewußt zustatten, und ihre nackten Füße schienen kaum noch die Erde zu berühren, wenn sie in sanftem Schweben oder wildem Kreisen über die Waldlichtung glitt.

Zuweilen tanzte sie, bis sie erschöpft zu Boden sank, verkrümmt liegen blieb und sich nicht mehr rühren konnte, so sehr hatte sie sich in besinnungsloser Freude verausgabt. Dann unterbrach die Katze ihr Spiel, tapste zu Agnes heran, beschnüffelte sie, und wenn Agnes längere Zeit so dalag, rollte sich die Katze meist neben ihr ein, ganz dicht an ihrem Körper, und sang sich in den Schlaf.

☼

Im Laufe der Wochen bewirkte die Katze, daß sich Agnes allmählich veränderte. Wilhelmina spürte das, konnte sich diesen fast unmerklichen Wandel aber nicht so recht erklären und sprach auch nicht mit Klaus darüber, weil der ohnehin bloß zu fluchen begann, sowie sie den Namen des Kindes erwähnte.

Lag da etwas Neues in ihrem Blick? Oder strahlte sie auf einmal weniger Feindseligkeit aus? Warum schien sie manchmal beinahe zu lächeln? Solche Fragen stellte sich Wilhelmina immer wieder, während sie ihrer Arbeit nachging, oft allein, ohne zu wissen, wo Agnes war, was sie trieb, was sie auf einmal so anders machte.

Agnes wiederum war sich keiner Veränderung bewußt. Sie war sich ja so selten ihrer selbst bewußt, daß sie üblicherweise nicht einmal ihre eigene Existenz wahrnahm. Sie konnte an ihren Gefühlen oder ihrem Verhalten nichts Neues finden, weil sie sich nie selbst befragte. Für sie gab es nur zweierlei: die völlige Verzweiflung oder die Selbstaufgabe, diese zumeist, dann nämlich, wenn sie ein Frosch war oder ein Baum oder der Wind in den Ähren. Das war ihre Flucht aus dem ewigen Unglück, in das sie unweigerlich stürzte; und als der Priester befand, sie sei seelenlos, hatte er damit auf seine Weise recht.

Sie kämpfte instinktiv gegen das, was in ihr »Agnes« war, und mit jedem Jahr gelang ihr der Ausstieg aus der Wirklichkeit besser. Sie wollte nicht Agnes sein. Sie wollte niemand sein und alles zugleich, denn wann immer sie beglückt in dieser allumfassenden Gesamtheit aufging, verlor sie jedes Gefühl der persönlichen Identität. Nichts konnte sie davon abhalten. Es gab keinen Weg, der zu ihr führte; es gab auch keinen Weg, der andere zu ihr geführt hätte.

Und dann geschah das kleine Wunder. Sie fand im Wald die Katze, erkannte, daß hier ein Geschöpf war, dessen qualvolle Verzweiflung der ihren entsprach, und klammerte sich an dieses andere Wesen, gleich zu gleich.

Als sie die Katze mitnahm und ihren schmächtigen Körper warm am eigenen Leib fühlte, erwachte in ihr zum ersten Mal das Gefühl, das sich von der gewohnten Einsamkeit unterschied. Zum ersten Mal hatte sie das Gefühl, etwas zu teilen, etwas Wesentliches von ihrem eigenen Ich herzugeben: die Wärme ihres Körpers, die sich mit fremder Wärme verband. In diesem Augenblick schlüpfte Agnes nicht in die Katze, obwohl sie zunächst deren Schmerzen mitempfunden hatte. Sie bot ihr vielmehr Schutz – jenen Schutz, den das Tier jetzt brauchte, jenen Schutz, den sie selbst unentwegt suchte und bisher nur im Selbstvergessen gefunden hatte.

Daß sie die Katze in den Sträuchern versteckte, geschah nicht aus Angst, Klaus und Wilhelmina könnten sie ihr wieder wegnehmen. Der Mann und die Frau existierten für Agnes nicht in solchem Ausmaß, daß sie an die beiden bewußt gedacht hätte. Sie wollte bloß die Katze für sich allein haben, sie mit niemandem teilen. Und als Wilhelmina ihr den verletzten Arm wusch und ihr zu essen gab, nahm Agnes nur Wärme und Trost wahr, die sie ihrerseits, sobald sie erst wieder frei war, an diese andere weitergeben konnte.

Die Katze mit Milch zu füttern war lediglich die Wiederholung dessen, was Agnes zuvor getan hatte: sich selbst zu füttern, eine der wenigen Handlungen, die sie bewußt genoß. Sie wußte, daß sie essen mußte, sonst tat ihr der Leib weh. Sie wußte nicht, daß sie ohne Nahrung verhungern würde. Daher hatte sie die Katze auch nicht gefüttert, um ihr das Leben zu retten, sondern um ihr dieselbe Genugtuung zu geben, die sie selbst empfand, wenn sie eine Mahlzeit sah und roch. Erst hinterher, als die Katze getrunken und sich gestreckt hatte und als Agnes sie auf den Schoß nahm, um ihr mehr Wärme zu bieten, überkam sie jenes allgemein seltsame, ganz neue Gefühl. Da begann die Katze zu schnurren. Das leise Vibrieren, das den zufriedenen Gesang der Katze begleitete, drang tief in ihr Innerstes ein und berührte sie wie nichts zuvor, seit sie aus dem Wald gekommen war. Es führte sie zurück in eine Zeit, die vor der Erinnerung lag und deren Existenz sie nur instinktiv ahnte.

Der Gesang der Katze glich einem Wiegenlied, und Agnes wußte, ohne es zu wissen, daß sie ein Lied wie dieses irgendwann in unfaßbarer Vergangenheit schon einmal gehört hatte.

In solchen Augenblicken, wenn sich die Katze wohlig gestreckt hatte und der Schlafgesang vollkehlig anschwoll, fand Agnes ihre Seele wieder, fühlte sich zum ersten Mal zur Liebe fähig und suchte selbst nach Liebe.

Darin bestand die Veränderung, die Wilhelmina an dem Kind feststellte und doch nicht begriff. Wäre sie Agnes in den Wald gefolgt oder hätte sie Agnes mit den Augen der Katze sehen können, hätte sie alles verstanden und wäre von Herzen glücklich gewesen. Aber nur einer war Agnes jemals heimlich gefolgt: Josef. Und was er dabei sah, hielt er in seiner Unwissenheit für Hexenzauber.

Im Sommer schleppten sich unerwartet Fremde ins Dorf, eine Schar Männer, Frauen und Kinder, fünfzehn Seelen alles in allem. Sie trugen Bündel und Kochgerät, und ihre schmutzverkrusteten Gesichter waren vor Ermattung und Hoffnungslosigkeit gezeichnet. Frauen und Kinder liefen ihnen entgegen, Hunde bellten oder drängten sich schwanzwedelnd und knurrend zugleich heran. Man eskortierte die Fremden zum Dorfplatz, wo sie sich endlich zwischen ihren Habseligkeiten auf den Boden hocken durften. Der Vorsteher wurde vom Feld geholt, und als er nach einer Weile eintraf, hatte sich die Ankunft der Fremden bereits herumgesprochen, und die meisten Dörfler ließen ihre Arbeit liegen und eilten herbei, um zu erkunden, was jene Leute hier wollten.

Die Begrüßung fiel nicht eben herzlich aus, denn man hielt sich viel darauf zugute, daß bislang weder die Pest noch die Soldaten den abgelegenen Ort entdeckt hatten. Von den wenigen Reisenden, die vorbeigekommen waren, wußte man, daß die kaiserlichen Söldnerhorden erbarmungslos ringsum alle Dörfer brandschatzten. Seit über zehn Jahren litt das Land nun schon unter ihrer Raubgier, den Plünderungen und Grausamkeiten. Keiner hier begriff so recht, gegen welchen Feind es eigentlich ging. Alles lief nur darauf hinaus, daß im Namen Gottes und des Kaisers Menschen starben oder Hab und Gut verloren. Als sich einmal ein Fremder mit irgendwie soldatischem Gebaren ins Dorf verirrt hatte, brachte man ihn daher ohne Federlesens um, in der ängstlichen Gewißheit, er sei ein Späher und würde, ließ man ihn unbehelligt ziehen, das ganze Herr nachkommen lassen.

Die fünfzehn Seelen, die jetzt vor der Kirche auf dem Platz hockten, konnten sich gut denken, was die immer zahlreicher versammelte Menge von ihnen hielt. Die Männer des Dorfes hatten sich mit Sicheln und Heugabeln bewaffnet, in den Händen der Frauen blitzten Beile und Messer, und selbst die Kinder klaubten Steine auf und spielten ungeduldig damit.

Der Sprecher der Gruppe, Martin hieß er, war ein stämmiger, grauhaariger Mann mit Abschürfungen und Schrammen im Gesicht und einem Lappen als Verband um den Kopf. Nun war er dem Priester und dem Dorfvorsteher ins Haus gefolgt, und solange die drei da drinnen berieten, galt es, das Ergebnis abzuwarten und vorerst Gewalt zu vermeiden. Aber jeder spürte die feindselige Stimmung, und furchtsames Schweigen lastete über allen, die vor der Kirche in der Sonne ausharrten. Eines der fremden Kinder begann zu wimmern; seine Mutter preßte es an sich, um den Laut zu ersticken. Der Zwischenfall löste kurz Gemurmel aus, dann wurde es wieder totenstill.

Endlich kamen die Männer heraus, Martin, der größte der drei, in der Mitte, und alle wandten sich ihnen mit gespannter Aufmerksamkeit zu.

Der Priester ergriff das Wort. »Diese Leute sagen, sie seien seit fünf Tagen unterwegs. Räuber brannten ihr Dorf nieder und verschleppten ihr Vieh. Viele ihrer Nachbarn wurden hingemetzelt. Sie sagen ferner, sie hätten die Banditen seitdem nicht mehr gesehen, scheuten aber dennoch die Rückkehr, aus Angst, die Überreste ihrer Behausungen von den Eindringlingen besetzt vorzufinden. Sie bitten uns, ein paar Tage bleiben zu dürfen. Einige sind verletzt, ihre Wunden müssen versorgt werden. Auch haben sie zwei kranke Kinder bei sich. Und sie sagen, sie seien bereit, als Gegenleistung für alles, was wir ihnen geben, zu arbeiten. Vordringlich brauchen sie Nahrung.«

Er hatte kaum ausgesprochen, da redeten schon alle durcheinander, stellten Fragen, murrten, äußerten Bedenken. Wie sollte man auf einmal so viele hungrige Mägen stopfen? Woran waren die Kinder erkrankt? Wer gab dem Dorf die Gewißheit, daß die Banditen den Fremden nicht doch auf den Fersen waren, daß hinter alledem nicht vielleicht sogar eine tückische Finte steckte?

»Sollten uns die Räuber tatsächlich überfallen, hätten wir sieben zusätzliche Männer zur Verteidigung an der Hand«, hielt ihnen der Priester entgegen. »Und außerdem sind wir jetzt vorgewarnt.«

»Wir müssen auf der Straße und beim Fluß Posten aufstellen«, sagte der Dorfvorsteher. »Nur so erfahren wir rechtzeitig, ob sich Angreifer nähern.«

Allerlei Pläne wurden erörtert und beschlossen. Unterdessen brachte man die erschöpften Flüchtlinge zum Gemeinschaftshaus, wo sie für die kommenden Tage Unterkunft finden sollten. Unter dem strohgedeckten Dach gab es hier einen großen Raum, in dem sich sonst am Abend die Frauen und Mädchen mit Rocken und Spinnrad einfanden und zur Arbeit schwatzten und sangen. Meist kamen auch die jungen Männer herbeigeschlendert, schauten den Frauen zu und redeten ein Wörtlein mit. Dann gaben sie vor, den Mädchen beim Flachszupfen zu helfen, und so manche Wange rötete sich, so manches Auge wurde hell, und die Zeit verging mit Lachen und Scherzen. Früher einmal hatte Wilhelmina stets mit den anderen Frauen gesponnen, aber seit Agnes wie ein schwerer Schatten auf ihr lastete, war sie lieber daheim geblieben.

Klaus ging ohnehin nur in die Bierstube, denn dort herrschten rauhere Sitten, und heute abend war sie gerammelt voll, weil jeder etwas über die Neuankömmlinge erfahren wollte.

Zuvor hatte Klaus Wilhelmina geholfen, ihren Anteil zur Betreuung der Fremden ins Gemeinschaftshaus zu tragen, ein Bündel Bettstroh und einen Korb mit Pflaumen aus dem Obstgarten.

Josef saß in der Schenke und döste über dem Humpen Bier, den einer der Fremden ihm spendiert hatte. Er hatte längst aufgegeben, nachzuzählen, der wievielte Humpen das bereits war, und dem lautstarken Gerede, das von allen Seiten auf ihn eindrang, folgte er nur noch mit halbem Ohr.

Heute nacht ging es hoch her, war doch in die endlose und abstumpfende Eintönigkeit des Alltags plötzlich Abwechslung gekommen. Es war aber auch eine Nacht voll innerer Unruhe, denn trotz der angeblichen Fröhlichkeit wurden die Männer zwischendurch immer wieder von Zweifel und Angst gepackt, wenn sie hörten, was den

Fremden widerfahren war und eines Tages vielleicht auch ihnen selbst widerfahren konnte.

Man sprach vom Krieg, von Gewalttaten, vom roten Hahn auf dem Dach und vom Sterben. Mit erhitzten Gesichtern prahlten die Jüngeren, wie mutig sie Haus und Hof verteidigen würden. Einige besonnene Alte bedeuteten ihnen, sie sollten lieber den Acker bestellen und das trügerische Kriegshandwerk meiden.

Martin, der bei seinen Leuten anscheinend höchstes Ansehen genoß, schilderte ausführlich, wie vielem Unglück sein Dorf seit nunmehr gut zehn Jahren ausgesetzt gewesen sei, bis hin, zuletzt, zur völligen Zerstörung. Und er staunte ein ums andere Mal darüber, daß dieses Tal ein Hort des Friedens geblieben war, während er und die Seinen unentwegt in die Abgründe der Hölle geschaut hätten. Banditen, die Pest, Soldaten. Eine Katastrophe war der anderen gefolgt, jede hatte ihren Blutzoll gefordert, jede Hunger und Tod nach sich gezogen.

»Kaum dachten wir, zumindest das Ärgste überstanden zu haben, kaum gaben die Kühe wieder Milch und trugen die Bäume wieder Früchte, kaum hatten wir mit Schweiß und Mühe den Boden wieder zur ersten Ernte bereitet, traf uns das nächste Unglück. Zweimal nacheinander hatten wir im Winter Soldaten einquartiert.« Er schnaubte verächtlich. »Angeblich zu unserem Schutz. Aber als sie endlich abzogen, hatten sie die Hälfte aller arbeitsfähigen Männer ermordet und Not und Elend über uns gebracht. Ihr wißt ja nicht, wie gut es euch geht, daß ihr in Frieden leben könnt.«

»Wir im Dorf sind eben gottesfürchtige Menschen«, brummte Josef, der ihm am nächsten saß. »Mit der neuen Religion haben wir nichts zu schaffen.«

»Ob neue oder alte Religion, das ist diesen Teufeln gleich, haben sie dich erst einmal in den Klauen. Ehe sie nach deinem Glauben fragen, ziehen sie dir eins mit dem Knüppel über den Schädel. Leute wie sie beten nur den Satan an.«

Mit solcher Rede lenkte Martin die allgemeine Aufmerksamkeit auf sich. Seine Züge waren von vielen Schicksalsschlägen geprägt und wurden doch überstrahlt von einem freimütigen, wissenden Blick, der ihn von den meisten Umstehenden unterschied und wie von selbst als Sprecher für die Seinen auswies, als Anführer in jeder Lage. Klaus fühlte sich gleich irgendwie zu ihm hingezogen, denn das war ein Mann, den die einen achten, die anderen beneiden mußten. Gegen ihn nahm sich Josef wie ein Rüpel aus, obwohl er nur wenige Worte eingewandt hatte.

Martin war mit seiner Rede fertig. Er setzte sich und legte die Hände vors Gesicht, als täte ihm der Kopf weh.

Wenig später ging Klaus nach Hause, er hatte genug von Not und Unglück gehört. Viele folgten seinem Beispiel, und bald waren nur noch wenige Männer in der Schenke zurückgeblieben, so auch Josef, um einen letzten Humpen zu leeren.

Josef wollte noch nicht aufbrechen. Er hatte weit über den Durst getrunken, und erst die mit allem Nachdruck vorgebrachte Meinung seines Banknachbarn riß ihn aus dem Halbschlaf: »Und ich sage euch, es hat alles mit diesem Weib begonnen. Aber auf mich wollte ja keiner hören.«

Zunächst dachte Josef, das habe ihm gegolten, und er erwiderte lallend: »Weib? Was für ein Weib? Ich weiß nichts von einem Weib.«

Er erkannte seinen Irrtum erst, als Martin beschwichtigend einwandte: »Mußt du jedesmal von neuem damit anfangen?«

»Uns war bis dahin nie etwas Schlimmes widerfahren«, beharrte Josefs Nachbar. »Wir lebten so glücklich und zufrieden wie die Leute hier. Und gottesfürchtig – von ein, zwei Ausnahmen abgesehen.«

»Vergiß es.«

»Vergiß es, vergiß es! Wie soll ich es vergessen, wenn wir noch immer bestraft werden, noch immer unter ihrem Bannfluch stehen? Oder glaubst du etwa, dieses jüngste Unglück war ein Zufall? Nein, wir haben erst wieder Frieden, wenn wir ihre Leiche finden und ihr einen Speer durchs Herz bohren. Das hätten wir gleich tun sollen, als sie verschwand. Wir hätten die Leiche suchen müssen. Du freilich hieltest uns davon ab. Jetzt siehst du, was für ein folgenschwerer Irrtum das war, doch du wirst es nie zugeben.«

Josef spitzte die Ohren. »Von welchem Weib redest du da?« fiel er dem Mann ins Wort.

»Das ist eine alte Geschichte«, versuchte Martin abzulenken.

»Alt mag die Geschichte sein, aber noch längst nicht zu Ende«, erwiderte der Mann, als wollte er Martin um jeden

Preis eins auswischen. »Und du warst einer von denen, die das Weib verteidigt haben!«

»Ich habe diese Frau nicht verteidigt. Ich sagte damals nur, wir sollten nicht vorschnell über sie richten. Und trotz allem, was seitdem geschehen ist, bleibe ich dabei: Sie war keine Hexe.« Jetzt sprachen Abscheu und Verbitterung aus seinen verhärmten Zügen. Martin konnte den Mann, der ihm so hartnäckig zusetzte, offenbar nicht leiden.

»Und wie erklärst du dir dann, daß sie sich in Luft auflöste? Und daß uns gleich darauf die Pest heimsuchte? Und all das andere? Seit ihr Leichnam vom Galgen verschwand, werden wir vom Mißgeschick verfolgt.«

»Vielleicht kommt das nicht vom Fluch der Hexe, sondern ist eine Strafe Gottes?«

»Worum geht es? Wovon sprecht ihr?« rief Josef. So benommen er auch war, jetzt machte er vor Neugierde große Augen und merkte nicht, mit welchem Widerwillen Martin ihn und den anderen Mann betrachtete.

»Im Herbst sind es acht Jahre her«, sagte der. »Ich weiß es genau, denn mein Ältester starb damals an den Magenschmerzen, die sie ihm anhexte, weil er einer von denen war, die ihre Ränke durchschauten und gegen sie aussagte. Er wäre jetzt achtzehn. Erzähle du weiter, Martin. Du hast meinen Sohn gesehen. Du warst dabei, und du verstehst dich besser aufs Reden als ich.«

Aber Martin schwieg, und Josef schaute vergeblich von einem zum anderen, begierig darauf, mehr zu erfahren. Martin musterte ihn verächtlich und sagte zuletzt doch:

»Was möchtest du denn hören? Wie wir sie gefoltert haben, um ihr ein Geständnis zu erpressen? Oder warum einige von uns sie für eine Hexe hielten?«

»Sag mir alles!« drängte Josef, ohne Martins Abscheu zu bemerken.

»Dann frage lieber den da, den Sebastian. Schließlich hat er damit angefangen, vielleicht, weil er damals sowohl den Ankläger als auch den Henker machte. Ich für mein Teil bemühe mich seither, die Sache zu vergessen.« Er schob den Krug von sich, stand auf und ging.

Josef rückte näher an seinen Banknachbarn heran.

»Also, Sebastian«, sagte er heiser, »erzähle!«

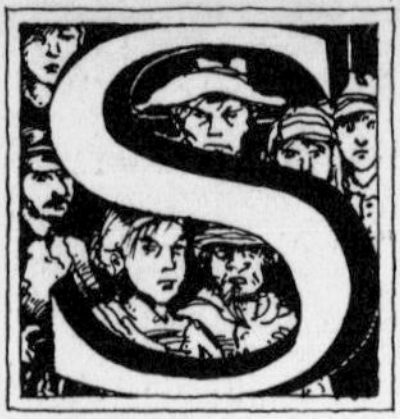

Sebastian erzählte die Geschichte so, wie er sie kannte. Er schmückte nach Belieben Einzelheiten aus oder ließ sie weg, denn im Gegensatz zu Martin hatte er da keine Bedenken.

Josef erfuhr über jene Tage, die ein ganzes Dorf in blinde Raserei gestürzt hatten, nur aus Sebastians Darstellung, und die war denkbar einseitig und voreingenommen Die Wahrheit war mit der Frau gestorben, die man als Hexe gebrandmarkt hatte …

Niemand hatte sie je gemocht. Zum ersten war sie mit ihren pechschwarzen Haaren anders als alle anderen. Dazu noch die pechschwarzen Augen, die jeden, der ihrem Blick begegnete, kalt und herausfordernd anfunkelten. Man wußte nicht viel über sie, außer, daß sie binnen weniger Tage Eltern und Bruder verloren hatte; die seien an seltsamen Beschwerden gestorben, da war sie dreizehn oder vierzehn, und seitdem ging sie jedem aus dem Weg, hauste in der kleinen Kate am Dorfrand, sorgte selbst für sich und verhöhnte sogar den Priester, als der nach dem verirrten Schäfchen in seiner Herde sehen wollte.

Ihre einzige Vertraute war die Hebamme und Quacksalberin des Dorfes, eine Alte namens Hella. Mit der ging sie auf die Felder und in den Wald, wo sie für Arzneien Kräuter und Wurzeln stachen. Gelegentlich half sie auch ein krankes Kind heilen oder ein gebrochenes Bein schienen, und als Hella starb, war sie die einzige, die sich auf derlei Künste verstand.

Es kam aber selten einer zu ihr, und wenn, dann in aller Heimlichkeit oder mit schlechtem Gewissen. Die Jungen spionierten ihr nach und spielten ihr so manchen Streich: Sie brachten ihre Kräuter durcheinander, zerbrachen ihre Töpfe und nützten auch sonst jede Gelegenheit, ihr eins auszuwischen. Später sagten sie, sie hätten sie im Mondlicht tanzen gesehen und laut mit einem Unsichtbaren sprechen gehört.

Keiner wußte, wie sie zu dem Kind kam, ob es ihr eigenes war oder das einer fremden Frau oder ein Balg des Teufels. Es hieß, sie habe, kurz bevor die Kleine auftauchte, eines Nachts Besuch in ihrer Hütte gehabt – aber niemand wußte, wer das war, einer allein oder mehrere, Mann oder Weib, und wie er oder sie aussah oder aussahen. Auch glich das Kind in keiner Weise seiner vorgeblichen Mutter, denn seine Haut war hell wie ein Sommermorgen. Das Dorf schwirrte von Gerüchten, aber die Frau stellte sich taub und hielt sich, wie immer, allen fern.

Als die Kleine etwa sechs Monate alt war, erkrankten die meisten anderen Säuglinge im Dorf. Sie siechten dahin und starben – *ihr* Kind aber gedieh besser denn je. Da begannen die Frauen miteinander zu tuscheln und fanden bald heraus, daß in jeder betroffenen Familie dann und wann einer von ihr mit Verwünschungen bedacht worden war. Von dem Tag an war sie gefürchtet. Kreuzten die Frauen ihren Weg, wandten sie sich hastig ab, um nicht von ihrem Blick getroffen zu werden, denn alle fürchteten ihre schwarzen Zauberaugen. Die Männer fuhren sie hart an und beleidigten sie absichtlich. Und doch, obwohl sie von lauter Feinden umgeben war und keiner im Dorf auch nur eine Hand für sie gerührt hatte, fehlte es weder ihr noch dem Kind je an Essen und Kleidung.

Als die Kühe und Schweine in erschreckender Zahl von der Seuche dahingerafft wurden, suchte man nach jemandem, der daran Schuld trug. Da endlich legten die Jungen Zeugnis ab, und sie hatten mancherlei beobachtet, aber nichts Gutes: Tänze im Mondschein, laute Selbstgespräche ... ja, sie hatten sogar gesehen, wie sich das Weibsstück, Schaum vor dem Mund, zu Boden geworfen hatte. Die Frauen erinnerten sich an die bösen Flüche und sagten, daß die Nähe dieser Person sie jedesmal in Angst und Schrecken versetze. Mehrere Burschen behaupteten, sie wiederholt mit einer geheimnisvoll verkleideten Person in den Feldern gesehen zu haben, ob Mann oder Frau, sei nicht zu erkennen gewesen. Auch der Priester legte kein gutes Wort für sie ein, sondern meinte, sie sei ohnehin zu ewigem Höllenfeuer verdammt, da sie frevelnd der Kirche den Rücken gekehrt habe.

Wenige Stunden nachdem Sebastians Sohn gegen sie ausgesagt hatte, lag er darnieder. Er litt solche Qualen, daß sein verzweifelter Vater schließlich zum Haus der Hexe ging und sie um Hilfe bat.

Sie aber kehrte ihm nur den Rücken, beschuldigte den Jungen, stets ihr größter Quälgeist gewesen zu sein, und sagte, wahrscheinlich habe er bloß zuviel unreifes Obst gegessen. Sebastian gelobte, sein Sohn werde sich bessern, versicherte, er sei bereit, jede ihrer Forderungen zu erfüllen, doch sie wies ihm die Tür und riet ihm bloß, tüchtig zu beten.

Binnen kürzester Zeit wußten alle, daß die Hexe den Jungen quälte. Sie drängten in Sebastians Stube und sahen mit eigenen Augen, wie sich der Junge in Schmerzen wand, hörten ihn stöhnen. Seine Krankheit war mit Gewißheit nicht vorgetäuscht. Sogar der Priester zeigte sich beeindruckt. Und jedermann stimmte Sebastian lauthals zu, als er ausrief, für das Kind – und wahrscheinlich auch für die anderen Jungen, die gegen sie ausgesagt hatten – gäbe es keine Hoffnung, ehe man nicht dem unheilvollen Einfluß der Hexe gewaltsam ein Ende machte.

Wer zur Mäßigung mahnte, wurde überhört, und als jene wenigen erkannten, daß sich das Blatt gegen die Verrufene gewandt hatte und jeder, der seine schwache Stimme zu ihrer Verteidigung erhob, womöglich bezichtigt würde, mit ihr im Bund zu stehen, da zogen sie es vor zu schweigen. Nach so vielem Ungemach und nun auch erschrocken beim Anblick des unter Qualen sterbenden Kindes wurden die Dörfler von einem Fieberwahn erfaßt. Gemeinsam fielen sie über das auserkorene Opfer her, Sebastian allen voran, und nur der Priester blieb zurück und versuchte den Folgen der Hexerei mit frommem Gebet entgegenzuwirken.

Sie war zu stolz, als daß sie um Gnade gefleht hätte.
Wahrscheinlich wußte sie, daß sie in den Herzen ihrer Gegner kein Mitleid wecken konnte. Sie war überführt

durch die Aussagen und Behauptungen der Kinder, und die Frauen hatten allen Grund, gegen sie voreingenommen zu sein – man brauchte sich ja bloß *ihr* kerngesundes Kind anzuschauen. Es schien, als hätte jeder im Dorf einen Grund, sie zu hassen.

Wie sich ein in die Enge getriebener Keiler – obwohl er weiß, daß er unterliegen würde – wütend der Meute blutrünstiger Hunde entgegenstellt, die nach seinen Hacken, den Flanken und dem Schädel schnappen, ganz so wehrte auch sie sich gegen die Angreifer, warnte sie, ihr Leid anzutun, überhäufte sie mit Flüchen, lachte wild, als sie merkte, wie sehr diese Menschen selbst ihre Angst fürchteten, und zuletzt rief sie sogar den Teufel als ihren Rächer an.

Obwohl man sie folterte, war sie zu keinem Geständnis bereit. Mit jeder neuen Marter, die man ihr zufügte, stieß sie noch schlimmere Verwünschungen aus. Und all die Zeit kauerte ihr Kind unbeachtet in einem Winkel der Kate, und beim Anblick von soviel Quälerei und Grausamkeit stürzte seine ganze bisher friedliche kleine Welt zusammen.

Sebastian verlor die Geduld. Sein Sohn verbrannte am Fieber, wand sich in Schmerzen. Er wußte, daß die Hexe den Jungen retten konnte, wenn sie nur wollte. Er glaubte an ihre Macht mehr als an die Macht Gottes. »So verschone ihn doch«, bettelte er, »und wir lassen Gnade walten. Noch kannst du ihn und dich retten!«

»Das ist die Strafe für seine Lügen«, keuchte sie in sein erhitztes Gesicht. »Ihm geschieht ganz recht.«

Man zerrte sie ins Freie und setzte ihre Hütte in Brand. Ihr Kind hockte noch eine Weile wie gelähmt im Winkel, sah die Flammen aufzüngeln und sich vereinen, sah, wie sie von Wand zu Wand sprangen und das Dach erfaßten. Und erst im letzten Augenblick floh es aus purem Selbsterhaltungstrieb und entkam so dem sicheren Tod.

Der Mob zerrte, stieß und trat sein Opfer über die Straße, die aus dem Dorf führte. Als sich das Kind die vom beizenden Rauch geschwollenen Augen gerieben hatte, war die Meute schon fast außer Sichtweite. Aber es trottete, auf dem geröteten Gesicht die von der Hitze getrockneten Tränen, den anderen nach, dorthin, wo man seine Mutter hinschaffte.

Eine halbe Meile weiter stand an der Wegkreuzung ein Baum, auf den man, so die Überlieferung, schon einmal eine Hexe aufgeknüpft hatte. Nun gab es für die Dörfler kein Zurück mehr. Angst und Wut hatten den Höhepunkt erreicht. Schon hing die Schlinge um den Hals, und zwei Burschen waren mit Sebastian auf den Baum geklettert, um bereitwillig den Henker abzugeben.

Als das Kind den Ort erreichte, eilten die Dorfbewohner bereits in ihre Behausungen zurück, als empfänden sie auf einmal Scham und Reue über ihre schreckliche Tat. Sie nahmen das Kind nicht einmal wahr, das mit ausgestreckten Armen eben noch die nackten Fußsohlen seiner Mutter berühren konnte.

Stunden später kehrten die Dörfler zur Wegkreuzung zurück und sahen, daß die Tote verschwunden war. Das nahmen sie als endgültigen Beweis für Hexerei. Manchen von ihnen wurde es jetzt mulmig, sie hätten lieber einen ganz gewöhnlichen, wenngleich mausetoten Körper im Wind baumeln gesehen. Aber sie waren zu fest davon überzeugt, daß hier der Teufel seine Hand im Spiel hatte, um auf den Gedanken zu kommen, ihr Opfer im nahe gelegenen Wald zu suchen oder sich auch nur vorzustellen, die Hexe könnte überlebt haben.

Das Kind war ebenfalls verschwunden. Wahrscheinlich war es bloß ein Alp gewesen.

Der Junge starb noch am selben Tag, auf die Stunde genau zu der Zeit, zu der sie die Hexe gehängt hatten.

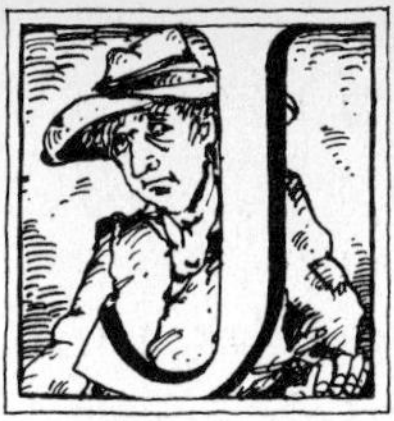

Josef fand in jener Nacht keinen Schlaf. Er wälzte sich auf dem schmutzigen Stroh, immerzu ging ihm Sebastians Geschichte durch den Kopf. Nichts sprach dagegen, den Balg dieser Hexe mit dem stummen Kind gleichzusetzen, das aus dem Wald gekommen war. Vergeblich wehrte er sich gegen diesen Gedanken. Er wollte einfach nicht glauben, daß er es die ganze Zeit mit der Tochter einer Hexe zu tun gehabt hatte und obendrein, der Katze wegen, ohne eigenes Zutun in ihre Abhängigkeit geraten war. Je mehr er versuchte, diese Verstrickung zu leugnen, um so heftiger klopfte sein Herz, bis er schließlich verzweifelt aufstöhnte und erkannte, daß er der Wahrheit nicht entrinnen konnte. Agnes war die Leibesfrucht dieses schrecklichen Weibes, von dem Sebastian gesprochen hatte, und früher oder später würde sich auch hier ereignen, was in jenem Dorf geschehen war.

Was sollte er tun? Durfte er sie anzeigen? Würde sie je herausfinden, wie oft er ihr nachspioniert hatte, und ihn darob verfluchen?

Brachte er die Geschichte aber dem Priester vor, würde der eine Menge unangenehmer Fragen stellen. Was hatte er, Josef, im Wald zu suchen gehabt? Wie sei das Kind in den Besitz der Katze gelangt? Warum rückte er erst jetzt mit der Sache heraus? Es konnte ans Licht kommen, daß er gewildert hatte, und das war beinahe so gefährlich wie eine Anklage wegen Hexerei ...

So stöhnte Josef und wälzte sich auf dem Lager und wünschte, er hätte die Schlinge im Wald nicht gelegt, in der sich die Katze gefangen hatte.

Kurz vor Tagesanbruch stand Josef auf und trat aus der Hütte.

Über dem Dorf und auf den Feldern lag der übliche Frühsommernebel, in dem nichts genau zu erkennen war, und die Kronen der Obstbäume im Nachbargarten schwammen ohne Stamm auf den Dunstschwaden. Josefs müder Kopf schmerzte von den Nachwirkungen des Bieres, und zu dieser frühen Stunde, da noch nicht einmal die Hähne den Hals reckten, schien die ganze Welt unter einem Hexenbann zu stehen.

Kein Tier scharrte im Stall, kein Vogel erwachte und sang sein Morgenlied. Erlosch zur Nachtzeit alles Leben, so daß die Teufel und bösen Geister der Finsternis ungestört und ungesehen ihr Spiel treiben konnten? Und hatte er, der sonst nie so knapp vor Morgengrauen wach war, zufällig ihr Geheimnis entdeckt?

In diesem Augenblick war Josef bereit, alles zu glauben, und er schlotterte am ganzen Körper vor Angst und Kälte.

Aber schon vernahm er die ersten Laute des Tages: den Ruf eines Vogels, das helle »Tschip-tschip« der Drossel, die auf einem Stein ein Schneckenhaus aufklopfte, das sanfte Muhen einer erwachenden Kuh, und, endlich, das vorlaute Krähen des Hahns im Nachbarhof. Bald antwortete eine Stimme der anderen, stieß Klang auf Klang. Die Sonne stieg über den Horizont. Die Nebel lösten sich allmählich auf, ließen nur den Tau auf den Gräsern zurück. Aber Josefs Herz blieb klamm vor Angst.

Am Vormittag stöberte er Sebastian auf, zog ihn zur Seite, offenbarte ihm seine Vermutung, erwähnte allerdings nicht, welche eigentliche Bewandtnis es mit der Katze hatte, sondern schilderte nur, was sich alles ereignet hatte, seit das Kind auf geheimnisvolle Weise aus dem Wald gekommen war, und wie er es schließlich auf der Lichtung mit der Katze beobachtet hatte.

»Warum erzählst du mir das?« fuhr ihn Sebastian unfreundlich an. »Wer sonst weiß davon?«

»Keiner sonst. Niemand. Nicht einmal der Priester.«

»Warum nicht? Wenn du wirklich glaubst, daß sie eine Hexe ist, hättest du das dem Priester melden müssen.«

»Die Zusammenhänge wurden mir erst völlig klar, als ich gestern abend deine Geschichte hörte. Dieses Kind ist fraglos die Tochter jenes Weibes.«

»Unsinn.«

»Und wie sonst erklärst du dir, daß ein Kind aus *einem* Dorf verschwindet und zur selben Zeit ein gleichaltriges in einem *anderen* Dorf auftaucht?«

»Niemand weiß, ob die Kleine tatsächlich die Tochter der Hexe war«, erinnerte ihn Sebastian. »Sie war eben eines Tages plötzlich da. Vorher hatten wir sie nie gesehen, jetzt sahen wir sie, jeder von uns.«

»Eines Tages war sie da. Plötzlich. So wie bei uns.«

Darauf schwieg Sebastian. Josef konnte nicht erraten, was dem Mann durch den Kopf ging, aber es beschäftigte ihn offenbar so sehr, daß er darüber beinahe seine, Josefs, Anwesenheit vergaß. Nach einer Weile sagte er schließlich: »Verrate mir etwas über diesen Klaus. Was für ein Mensch ist das?«

Josef zuckte die Schultern, die Frage überraschte ihn. »Er ist kräftig, ehrlich, auf seine Art ein guter Kerl. Und er hat geradezu teuflisches Glück.«

»Wie meinst du das?«

»Pah! Seine Tiere sind immer besonders fein heraus. Andere werden krank und brechen sich ein Bein, aber seine Kuh wirft gesunde Kälber und gibt eimerweise Milch. Sein Vieh übersteht den Winter wie kein anderes. Und erst seine Obstbäume! Solche Äpfel und Quitten habe ich noch nie gesehen. Nur mit der Nachkommenschaft hatte er Pech. Eine einzige Tochter, und die, wie gesagt, ist ihm gestorben.«

»Zeig mir diese Agnes. Laß mich selbst entscheiden, ob sie eine Hexe ist oder nicht.«

Josef zögerte. Jetzt hatte ihn nämlich endgültig die Angst gepackt. War er bisher nur halb und halb von seinem Verdacht überzeugt gewesen, fühlte er sich nun seiner Sache sicher und wollte deshalb so wenig wie möglich mit der Hexe zu schaffen haben. »Ich weiß nicht recht, ich weiß nicht recht«, brummte er und schüttelte den Kopf. »Sollten wir nicht lieber doch den Priester ins Vertrauen ziehen und die Angelegenheit ihm überlassen?«

»Wenn du meinst, warum kommst du dann mit deinem Gefasel zu mir? Ich bin ja hier fremd. Was geht das alles mich an?«

»Ich dachte, du kommst vielleicht mit, bestätigst meinen Verdacht und erzählst auch dem Priester, was du mir eröffnet hast. Einem allein glaubt er womöglich nicht, aber wenn wir zu zweit sind, muß ihn das überzeugen.«

»Und welchen Vorteil erwartest du dir davon?« schnaubte Sebastian. »Laß dich nicht aufhalten. Rede mit dem Priester. Sage ihm meinetwegen, was du von mir gehört hast, wenn das dein Gewissen erleichtert. Aber er wird dich bestimmt fragen, warum du dich ihm nicht früher anvertraut hast.«

»Was rätst du mir also? Was wäre das beste?«

Wie zum Trost legte ihm Sebastian den Arm um die Schulter. »Falls es dich interessiert: Ich habe einen Plan. Aber zuerst möchte ich diese Agnes sehen. Vorher läßt sich nichts machen.«

Josef brannte darauf, endlich die Last, die ihn seit Wochen drückte, mit jemandem teilen zu können. Er führte Sebastian in den Wald, und je näher sie der Stelle kamen, an der Agnes üblicherweise anzutreffen war, um so ängstlicher pochte sein Herz.

Seine Vorstellungskraft endete mit den Schrecknissen der Hölle, wie sie der Priester den sündigen Dörflern so oft mit Donnerstimme beschrieben hatte: Dort wanden sich die Seelen in ewigen Qualen, und der Teufel äugte genüßlich in lodernde Flammen und Kessel mit brodelndem Öl, vor denen es kein Entrinnen gab. Seit Josef zum ersten Mal Agnes mit der Katze gesehen hatte, verfolgten ihn Hexen und Dämonen bis in seine Träume. Er wollte sich endlich aus der Verstrickung lösen und vermochte es nicht, weil er glaubte, selbst mitverschuldet zu haben, was im Wald geschehen war.

Der unersättliche Drang, Agnes nachzuspionieren, die Unfähigkeit, an etwas anderes als an sie zu denken, die unverrückbare Gewißheit, ihrer Macht verfallen zu sein, das alles hatte ihn völlig geschwächt – aber nun winkten in dieser einsamen, selbstauferlegten Wachsamkeit doch noch Erleichterung für sein Herz und sein verwirrtes Gewissen. Sebastian war jünger und mutiger. Seine unschuldige Seele hatte mit den beiden Gestalten im Wald so gut wie nichts gemeinsam, und er würde wissen, wie sich Josef vor ihnen retten konnte. Obwohl ihm also nach wie vor angst und bang war, hoffte Josef doch ganz fest, daß seine beklemmenden Visionen bald ein Ende haben würden.

Sie war am gewohnten Ort, saß mit überkreuzten Beinen unter den Bäumen in der Sonne, hatte die Arme um die Schultern geschlungen, ließ langsam den Oberkörper kreisen.

Die Katze hockte unweit von ihr, hatte die Ohren gespitzt und schaute Agnes zu. Auf dem schwarzen Fell zeichnete sich im schräg einfallenden Sonnenbalken deutlich die Narbe ab, die Josefs Schlinge hinterlassen hatte.

Plötzlich wurde sich die Katze der heimlichen Beobachter bewußt. Sei es, daß sie sie gesehen oder gehört hatte, jedenfalls genügten ein paar scheinbar mühelose Sätze, und schon war das Tier blitzschnell in den Büschen jenseits der Lichtung untergetaucht.

Was Sebastian und Josef überraschte, war nicht die Reaktion der Katze, sondern wie Agnes es ihr gleich machte – als wären zwei Katzen geflohen, nicht eine Katze und ein Kind. Und keiner von beiden hätte hinterher bezeugen können, ob sie Agnes aufrecht oder auf allen vieren davonlaufen gesehen hatten, so sehr erfolgte jede ihrer Bewegungen im Einklang mit denen der Katze.

Innerhalb weniger Augenblicke waren sie beide verschwunden.

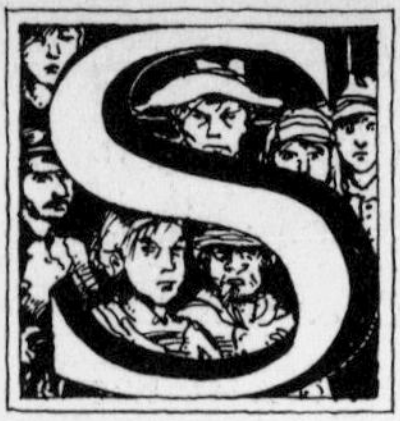

Sebastian handelte aus purer Gewinnsucht. Er hatte, was Josef nie in den Sinn gekommen wäre, sofort erkannt, daß sich ihm hier eine unerwartete Gelegenheit bot. Verzweifelt und ohne einen einzigen Heller war er in dieses Dorf geraten, und plötzlich wurde er mit einem verschollen geglaubten Gespenst belohnt. Im Nu hatte er dem Alten die ganze Geschichte herausgelockt, denn beim Anblick der Narbe, die die Katze am Hals trug, war ihm zunächst ganz kalt ums Herz geworden: Konnte dieses herrliche schwarze Geschöpf eine Wiedergeburt des Weibes sein, das sie an den Baum geknüpft hatten? War dessen Kehle noch immer gezeichnet von dem Strick, der ihr das Leben abgeschnürt hatte?

Hinterher, als ihm Josef alles gebeichtet hatte, mußte Sebastian heimlich über seine eigene Leichtgläubigkeit lachen – aber gerade dieser seltsame Zufall verhalf ihm zum wichtigsten »Beweis« und würde die Behauptungen untermauern, die er bald überall im Dorf auszustreuen gedachte, sollte Klaus nicht bereit sein, für Sebastians Schweigen ein hübsches Sümmchen zu zahlen.

Er hütete sich, Josef in den Plan einzuweihen. Er kannte den Alten nicht gut genug, um ihm zu vertrauen, und hielt ihn auch für einen ungeschliffenen Kerl. Also prägte er ihm bloß ein, bis zur gegebenen Zeit den Mund zu halten, und befahl ihm, ihn zu Klaus zu führen. »Verrate niemandem, daß sich die Katze in einer deiner Schlingen fing«, beschwor er Josef. »Du siehst ja selbst, daß auch das ein Werk des Teufels war. Die Hexe starb am Galgen, der Strick brannte ihr ein Mal in den Hals, und als ihre Tochter sie zu neuem Leben erweckte, war es ganz natürlich, daß sie ihr in Tiergestalt erschien – und zwar so, wie sie geendet hatte, den Hals in der Schlinge.«

Josef nahm ihm das nur allzugern ab, war er doch damit schlagartig von jeder eigenen Schuld befreit und mußte sich nicht länger mit Gewissensbissen plagen. Bereitwillig verpflichtete er sich zum Stillschweigen. Wie verwandelt kam er aus dem Wald zurück. Alle Müdigkeit war von ihm gewichen, alle Angst wie fortgeblasen. Dieser Fremde, dieser Sebastian hatte ihn vor dem Fegefeuer bewahrt, dafür wollte er ihm gern nach Kräften beistehen.

Klaus empfing ihn mit unverhohlenem Argwohn. Er hatte Josef nie leiden mögen, kannte ihn als Faulpelz und Taugenichts und spürte in den Knochen, daß Josefs neuer Gefährte noch schlimmere Laster hatte. Es gefiel ihm nicht, wie Sebastian mit prüfendem Blick den Wert seiner Besitztümer abzuschätzen schien, wie er mit Genugtuung das Vieh im Stall und die Hühner beäugte, und deshalb fragte er scharf, ohne die üblichen Floskeln: »Also, was führt euch her?«

»Das ist eine lange Geschichte«, erwiderte Sebastian ölig, unbeeindruckt von diesem unfreundlichen Empfang und gewiß, daß sich das Blatt bald wenden würde. »Hab Geduld, und ich erzähle alles von Anfang an.«

Wilhelmina trat hinzu, kaum daß der Fremde zu sprechen begonnen hatte. Sie waren beim Teich hinter dem

Haus, und schon die ersten Satzfetzen, die sie aufschnappte, ließen sie Schlimmes ahnen. Trotz der Hitze und dem vertrauten Duft des Heus, das ihr Mann eben auf dem Karren gebracht hatte, krampfte sich ihr vor Kälte das Herz zusammen, und alles ringsum versank in Schatten.

Da ging es nämlich um ein schwarzhaariges Weib, das an einer Wegkreuzung wegen Hexerei aufgehängt worden war, und um ein flachsblondes Kind, die vaterlose Tochter der Hexe. Und das Kind hatte man zuletzt gesehen, wie es nach den reglosen Füßen der Toten langte.

»Was hat das alles mit mir zu tun?« wollte Klaus wissen und warf Josef einen fragenden Blick zu.

Mit jedem Wort wurde ihm dieser Sebastian unangenehmer, und Klaus brachte es nicht über sich, ihn direkt anzusprechen.

»Josef könnte dir ebenfalls eine Geschichte erzählen«, fuhr Sebastian fort, als Josef beharrlich den Mund hielt.

»Mir hat er sie bereits erzählt. Es ist die Geschichte eines Kindes, das den ganzen Tag im Wald verbringt und eine schwarze Katze zur Gefährtin hat. Eine Katze mit der Narbe von einer Schlinge um den Hals.«

Wilhelmina stieß einen Schrei aus und klammerte sich am Arm ihres Mannes fest. »Großer Gott!« stöhnte sie. »Laß es nicht wahr sein!«

»Still, Frau!« fuhr er sie an und wandte sich wütend, aber mit eisigem Blick, Josef zu. »Welches Lügengeschwätz hast du dir da ausgedacht, du Nichtsnutz? Weißt du nichts Besseres zu tun, als von früh bis spät durch den Wald zu streunen? Bestimmt hast du gewildert.«

»Keine Lügen, Nachbar. Tatsachen. Fakten. Ich habe sie gesehen, Tag für Tag, und seitdem ist mir das Leben vergällt, und ich drücke nachts kein Auge zu. Das geht nicht mit rechten Dingen zu, sage ich dir. Nicht mit rechten Dingen.«

Diese Angst war unverkennbar echt. Klaus fertigte ihn mit einer verächtlichen Geste ab und nahm sich Sebastian vor, der offenkundig diese plötzliche Wandlung der Dinge bewirkt hatte.

»Warum kommst du zu mir? Was willst du? Was hat das alles mit dir zu tun, einem Fremden in unserem Dorf, einem ungebetenen Gast?«

Sebastian antwortete mit schiefem Lächeln. »Jedermann hier nahm mich mit so großer Freundlichkeit auf, daß ich es als meine Dankespflicht ansehe, dich vor unangenehmen Folgen zu bewahren.«

»Wenn du dich uns wirklich verpflichtet fühlst und wenn stimmt, was du behauptest, warum erzählst du dann deine Geschichte mir und nicht dem Priester?«

»Weil die Kleine sozusagen deine Tochter ist und ich meinte, daß du, als ihr Vater, als erster ins Vertrauen gezogen werden müßtest.«

»Er hat recht, Mann«, jammerte Wilhelmina. »Wir müssen etwas unternehmen, ehe sich das Ganze herumspricht.«

Zornig fiel ihr Klaus ins Wort. »Und was sollen wir unternehmen? Sag es mir! Kannst du mir noch etwas für das Kind abverlangen, was ich nicht ohnedies bereits versucht hätte? Wenn sie wirklich eine Hexe ist, nun gut, je rascher sie verdammt wird, um so besser. Aber sollte alles bloß ein Sack voll Lügen sein, dann möchte ich wissen, warum dieser Fremde und der Nachbar uns mit solchem Eifer in die Sache hineinziehen wollen?«

Wilhelmina war bestürzt über seine ungewohnte Heftigkeit und wagte kein weiteres Wort zu sagen.

»Nun denn«, wandte sich Klaus grimmig an Sebastian, »bring zu Ende, was du sagen willst.«

Weiterhin unbeirrt fuhr Sebastian fort. »Ich beabsichtige, in wenigen Tagen in mein Dorf – oder was davon geblieben ist – zurückzukehren. Ich habe alles verloren. Mein Haus, mein Vieh, meine Ernte. Auf den Äckern ist das Getreide verbrannt oder niedergetrampelt. Der Winter naht. Könnte ich eine Kuh mitnehmen, vielleicht auch ein paar Hühner und etwas Saatkorn dazu, sähe meine Lage rosiger aus.« Er lächelte, gleichsam als bitte er um Vergebung. »Ich bin kein habgieriger Mensch. Ich verlange nicht mehr, als mir zusteht.«

Klaus wandte den Blick Josef zu. »Und du, Nachbar, was ist dein Begehren? Ich besitze nur eine Kuh. Willst du die restlichen Hühner haben? Sprich!«

Josef sah, daß er in eine Falle getappt war, erkannte zu spät, auf welche Weise Sebastian ihn ausgenützt hatte, und war überzeugt, daß auch hinter diesem Winkelzug das Kind steckte. Es hatte ihn verwünscht, es war eine Hexe, wie seine Mutter auch. Und in seiner neuerlichen Not wünschte sich Josef nichts sehnlicher, als Gott seine Seele zu offenbaren und solcherart dem Höllenfeuer zu entgehen, das ihn gewiß bereits erwartete.

Josefs ehrliche, nicht vorgetäuschte Verzweiflung ärgerte Klaus mehr als die Drohung des Fremden. »Lauf zum Priester, Nachbar, und bekenne deine Sünden«, riet er ihm zornig. »Und halte dich künftig von schlechter Gesellschaft fern.« Dann langte er nach der Heugabel, die aus dem Karren ragte und sagte: »Nun zu dir, Fremder. Je früher du das Dorf verläßt, um so besser. Unruhestifter haben hier nichts zu suchen.«

»Narr!« zischte Sebastian. »Auch gut. Die Folgen mußt du dir selbst zuschreiben.« Und er wandte sich zum Gehen, folgte betont gleichgültig dem davoneilenden Josef, brannte aber innerlich vor Wut.

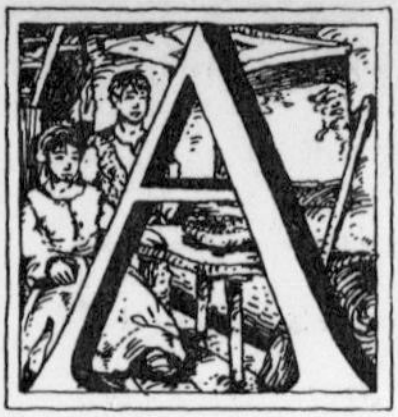

Als die beiden Männer gegangen waren, blieb Klaus wie gelähmt stehen. Wilhelmina starrte ihn an, überwältigt von peinigender Angst, darin bestärkt von seiner Reglosigkeit und seinem Schweigen, und sie fragte sich, was er nun sagen oder tun werde.

»Mann«, flüsterte sie zuletzt, als er schier endlos so verharrte und kein Wort über seine Lippen kam. »Was soll geschehen?«

Er wandte sich ihr allmählich zu und starrte sie an, aber statt der erwarteten Wut las sie aus seinen Augen bloß ungewohnte Ratlosigkeit. Langsam, als erwache er aus einem Traum, schüttelte er den Kopf und sagte schließlich: »Josef sprach die Wahrheit! Er hat etwas gesehen, das ihm Angst einjagte.«

»Josef ist die meiste Zeit betrunken. Er stand unverkennbar unter dem Einfluß dieses Mannes.«

»Nein.« Wieder das zögernde Kopfschütteln. »Auch ich habe etwas Schreckliches gesehen. Das war in der Nacht, als Agnes nicht heimkam und du nach ihr Ausschau hieltest. Sie war hier, beim Teich, und sie hatte ein schwarzes Ding auf dem Arm. Ich hätte schwören können, daß es sich mit ihr unterhielt.«

»Du warst vom Bier benebelt«, erinnerte sie ihn. »Du hast nichts gesehen und nichts gehört.«

»Warum willst du Agnes verteidigen? Sollen wir einander denn ebenso belügen wie jeden im Dorf? Siehst du denn nicht, was sie anrichtet? Sie hat unser Leben zerstört.«

»Das war bereits zerstört, ehe sie zu uns kam«, widersprach Wilhelmina. »Sie gab mir eine Zeitlang viel Freude. Sie tut das auch heute noch manchmal. Vielleicht sogar gerade jetzt.« Ohne auf seine Gereiztheit zu achten, die er stets zeigte, wenn sie über das Kind sprach, fuhr sie hastig fort: »Ich wollte ohnehin mit dir über Agnes reden, Klaus. Sie hat sich verändert. In ihr hat sich ein Wandel vollzogen ...«

»Ein Wandel! Mein Gott, wie blind und närrisch ein Weib sein kann! Eben erst hast du diesen Sebastian und unseren Nachbarn vernommen, und trotzdem schwätzt du mir voll trügerischer Hoffnung etwas von einem Wandel vor.« Er preßte seine schwieligen Hände an die Schläfen. »Heilige Maria, Mutter Gottes, das Kind hat dich tatsächlich behext!«

»Klaus, Klaus!« beschwor sie ihn mit dem Mut der Verzweiflung. »Ich flehe dich an, mir zuzuhören!«

»Also gut, rede. Sag mir, womit sie dir den Kopf verdreht hat.«

»Wenn du dein Herz gegen sie verschließt, wenn meine Worte an taube Ohren rühren, hat es keinen Sinn. Du hast Agnes nie so geliebt wie ich. Ich weiß, du warst nie böse zu ihr, ich mache dir keine Vorwürfe. Um meinetwillen und gegen deine ureigene Überzeugung hast du sie geduldet. Du tatest stets, auf deine Weise, das Beste für sie, und dafür danke ich dir. Aber du hast – beinahe vom ersten Augenblick an – dein Herz gegen sie verschlossen, als du erkanntest, was ich in blinder Liebe nicht wahrhaben wollte: daß sie das Kind einer anderen ist.« Sie faßte ihn, um Verständnis heischend, am Arm. »Ich verstehe mich auf kaum mehr als die Arbeit im Haus, aber ich habe ein fühlendes Herz. Trotz allem liebe ich Agnes. Manchmal hasse ich sie auch, und oft bin ich verzweifelt. Aber vor einigen Wochen ist etwas geschehen, hat etwas sie verändert. Sie kam nach Hause – wie ein wildes Tier, so deine eigenen Worte – und benahm sich doch zum ersten Mal wie ein Kind. Wie ein Kind, Klaus, nicht wie eine Fremde. Etwas widerfuhr ihr oder bedrückte sie, wie es Kindern eben so geht. Und wie jedes andere Kind hat auch sie nun ein Geheimnis.«

Das endlich reizte ihn zu einem bösen Lachen. »Ein Geheimnis! Ihr ganzes Leben ist ein einziges Geheimnis!«

»Nein, Mann. Bis vor wenigen Wochen hat sie nichts vor uns verheimlicht. Ihr Schweigen kommt von einem furchtbaren inneren Leid, das ihr die Zunge lähmt. Ich sah ihr das gelegentlich an und konnte es förmlich mitfühlen. Ach, Klaus, so begreife doch! Ich kann es dir nicht mit Worten erklären, aber ich spüre es ganz deutlich. Vor ein paar Wochen ist etwas geschehen, das Agnes seitdem wie ein Kind handeln läßt, nicht wie ein Schatten, und ihr Geheimnis macht sie froh. Wovon das kommt, weiß ich ebensowenig wie du, aber falls es mit einem Tier zu tun hat, wie Josef behauptet, kann es nichts Arges sein.«

Ohne sich von seinem zweifelnden Blick beirren zu lassen, drang sie weiter auf ihn ein. »In ihr ist Wärme, Klaus. Sie schaut mich an, wie andere Kinder ihre Mütter anschauen. Manchmal möchte sie mir etwas sagen, will mir von ihrem Glück erzählen. Sie bewegt die Lippen und bemüht sich ganz fest. Noch hat sie kein Wort herausgebracht, aber ihr Blick sagt alles: Es ist ein heimliches Glück.«

»Die Leute nennen es Hexenzauber«, erinnerte er sie bitter, doch seine Stimme klang sanft, denn Wilhelmina hatte ihn berührt wie nichts zuvor. Noch nie hatte sein Weib eine so lange Rede geführt, jedenfalls nie seit ihrer ersten gemeinsamen Zeit, ehe all das Unglück begonnen hatte. Ihre Stimme, ihr Blick, ihr ganzer Körper waren eine einzige beredte Bitte, und insgeheim staunte er über das ungeahnte Bild, das sie ihm nun bot.

»Hexenzauber«, erwiderte sie, »kann der auch Glück herbeizaubern?«

»Das weiß ich nicht, Frau. Ich weiß es nicht.«

»Aber gewiß bewirkt Hexerei manchmal auch Gutes?«

Wieder schüttelte Klaus unschlüssig den Kopf. Er rückte ein Stück näher, legte den Arm um seine Frau, fühlte sich seltsam zu ihr hingezogen. Seit langem hatte er sie kaum anders wahrgenommen als seine Kuh oder seinen Acker oder sein Arbeitsgerät, und die Erkenntnis, daß sie ihm nach wie vor so viel bedeutete, überwältigte ihn beinahe.

»Alle Katzen im Dorf wurden seinerzeit verbrannt. So hat es mir mein Vater erzählt. Mag sein, daß einige im Wald überlebten, aber gezeigt hat sich keine mehr.«

»Katzen sind aber doch auch bloß Tiere – wie unser Vieh.«

»Ich weiß es nicht, Frau. Die Leute hatten immer schon Angst vor Katzen. Weil die so anders sind.«

Sie schwiegen eine Weile, dann sagte Klaus: »Ich bin ein paar Mal in den Wald gegangen und habe ihre Mutter gesucht. Jemand hätte dort sein müssen. Zumindest eine Leiche.«

»Man hat Agnes ausgesetzt und sie verlassen.«

»Da war kein Zeichen. Nicht einmal das Kind selbst hatte eine Spur hinterlassen, abgesehen von einem Fetzen ihres Kleides, der in einem Strauch hängengeblieben war. Keine Fußabdrücke. Nichts.«

»Das Laub wird alles bedeckt haben. Es war Herbst.«

»Falls sie das Kind jener Frau ist ... Jener, die sie gehängt hatten ...«

»Hältst du das wirklich für glaubwürdig, Mann?«

»Ich weiß nicht. Was Sebastian sagte, hat Hand und Fuß. Wäre es denkbar, daß sie ganz allein so weit gewandert ist und von Ebern und Wölfen verschont blieb? Und all die Zeit den Hunger ertrug?«

Wieder schwiegen sie. Klaus dachte an die Jahre, die er das Kind nun schon in seinem Haus litt, diese Agnes. Er dachte vor allem an ihre abwesenden, leeren Augen; an ihren Blick, der alles und zugleich nichts zu erfassen schien; an ihre Unempfindlichkeit gegenüber Schmerzen; an ihr andauerndes und grenzenloses Nichtdasein, Sichaussperren. Und Wilhelmina glaubte an ein Wunder. Sie war überzeugt, daß Agnes nach so langer Zeit der Seelenlosigkeit endlich zum Leben erwacht war. Und sie würde um das Recht des Kindes auf dieses erste Glück kämpfen

– wenn es denn sein mußte auf Leben und Tod, allen Hexenzauber mißachtend, selbst Gott mißachtend. Wenn es denn sein mußte.

Sie faßte nach seiner Hand und er instinktiv nach ihrer. Sie fing an zu weinen, und er strich ihr tröstend über das Haar.

»Was werden wir bloß tun?« fragte sie ihn. »Was werden wir bloß tun?«

»Ich muß die Katze finden und töten.« Das murmelte Klaus eine Stunde später, als er das Heu vom Karren geladen hatte.

»Sie töten?«

»Angenommen, Josef und jener Mann haben die Wahrheit gesagt. Dann ist die Katze die Wiedergeburt der Kindesmutter, folglich ein Hexenwesen, und Gott allein weiß, was das zu bedeuten hat. Ich jedenfalls weiß nicht, was die Katze soll. Aber wie auch immer, wenn du willst, daß ich Agnes rette, muß ich die Katze umbringen.«

Wilhelmina schaute ihn an, ihr Blick war nüchtern und offen. »Eines ist jedenfalls gewiß, Mann: Wenn du die Katze umbringst, bringst du Agnes um.«

»Wie kommst du darauf? Was verheimlichst du mir? Bei Gott, Frau, jetzt ist nicht die Zeit, etwas zu verschweigen. Ein für allemal, heraus mit allem, was du weißt.«

»Ich weiß nur, was mir mein Herz sagt. Der Fremde tischte uns eine ungewöhnliche Geschichte auf. Sie mag stimmen oder nicht. Wir wissen beide, daß Agnes die Katze hat. *Du* sahst sie in jener Nacht mit dem Tier, *ich* reinigte die Kratzspuren auf ihrem Arm. Aber du sahst nicht, wie sich ihr Blick und wie sie selbst sich in diesen Wochen verändert hat. Ich sage dir, es ist eine Veränderung zum Guten. Und diese Veränderung hat die Katze bewirkt. Wenn du sie umbringst, bringst du Agnes um.«

»Und wenn ich sie nicht töte? Wo, glaubst du, ist Josef jetzt? Und dieser Halunke, der Sebastian? Meinst du, er hätte nicht noch andere Eisen im Feuer? Warte nur, bis sich die Sache im ganzen Dorf herumspricht. Du hast seine Geschichte gehört. Du hast gehört, was man ihrer Mutter, dem armen Teufel, angetan hat.«

»Sie war vielleicht nicht ihre Mutter«, fiel ihm Wilhelmina ins Wort.

»Mutter oder nicht, Hexe oder nicht, unter solchen Umständen erübrigen sich die Fragen ebenso wie die Antworten. Möchtest du, daß auch unser Haus niedergebrannt wird? Möchtest du, daß die Leute Agnes foltern und töten?« Es tat ihm weh, mitansehen zu müssen, wie ihr die unglaubliche, schreckliche Bedeutung seiner Worte allmählich aufging.

»So begreife doch endlich, Frau! Wenn sie Agnes holen und der Hexerei bezichtigen, werden sie sie foltern und ihren Tod beschließen. Wen schert es da schon, daß sie nur ein Kind ist? Eine Hexe gilt nicht als menschliches Wesen. Sie hat keine Seele und kennt keine christlichen Regungen. Niemand wird Agnes oder uns bemitleiden. Außerdem wissen wir nicht einmal selbst, was an der ganzen Sache stimmt. Vielleicht ist sie wirklich eine Hexe und hat uns all die Jahre bloß ausgenützt.«

»Nein! Sie ist keine Hexe! Ich kann es nicht glauben.«

»Sei dem, wie es sei. Wenn du willst, daß ich sie, daß ich uns alle rette, muß ich rasch handeln. Noch steht lediglich Josefs Aussage gegen die unsere.

»Und die des anderen Mannes?«

»Wenn ich ihn um seinen Beweis bringe, wird sein Wort nichts mehr gelten. Er ist fremd hier und ein Schurke. Sein einziger Beweis ist die Katze, Frau. Das siehst du doch ein?«

Sie nickte zögernd.

»Ist die Katze fort, werden Josefs Beteuerungen wertlos«, beharrte Klaus. »Agnes führte sich schon immer seltsam auf. Daran haben sich die Leute gewöhnt. Sie werden sagen, Josef sei betrunken gewesen, und der andere Mann habe ihn für seinen eigenen Vorteil benutzt. Mein Wort wird jedenfalls mehr Gewicht haben als das seine.«

Er erwartete, daß sie darauf etwas sagen würde. Er rechnete mit ihrer Zustimmung. Aber als sie ihn endlich ansah und den Mund aufmachte, wiederholte sie bloß: »Wenn du die Katze tötest, wird Agnes sterben.«

»Kommt es darauf letztlich an?«

»Das weiß ich nicht, Mann. Aber wenn du die Katze umbringst, bringst du Agnes um.«

»Was soll ich denn sonst tun?« brüllte er und hätte sie beinahe für ihren Starrsinn geschlagen. »Ich setze ihretwegen meine unsterbliche Seele aufs Spiel. Kann man von einem Menschen mehr verlangen?«

»Du könntest Sebastian die Kuh und die Hühner und etwas Saatgut geben. Dann würde er sich trollen und uns in Ruhe lassen.«

»Und was ist mit Josef? Der schwätzt wahrscheinlich eben jetzt dem Priester die Ohren voll.«

»Dein Wort ist stärker als seines. Gib dem Fremden unsere Kuh. Gib ihm, was er verlangt, und schicke ihn fort.

»Und dann?«

»Dann?«

»Ja, dann. Wie soll es mit Agnes und der Katze weitergehen?«

»Laß sie. Laß sie die Katze in den Wald nehmen und füttern. Laß sie versuchen, mit ihr zu reden. Ich sehe, wie Agnes mit jedem Tag glücklicher wird. Wie das Kind mit jedem Tag freier wirkt. Nachts wimmert sie nicht mehr so oft, und jeden Morgen wacht sie mit größerer innerer Fröhlichkeit auf. Klaus, Klaus, tu es für mich!«

Sie hing an seinem Arm, und aus ihren Augen sprach das Leid der vielen fruchtlosen Jahre. In dieser Sekunde hätte Klaus beinahe ihrem Drängen nachgegeben. Ihnen war so wenig Freude vergönnt. Sie hatten immer nur harte Zeiten gekannt. Wilhelminas Ansprüche waren stets bescheiden gewesen, und was hatte er ihr denn geboten als ihren Teil an Mühsal und Plackerei? Aber dann fiel ihm wieder der starre Blick des Kindes ein, und die Erinnerung bohrte sich wie eine Lanze in sein Herz, und er erschrak zutiefst.

Falls sie tatsächlich eine Hexe war, konnte sie Wilhelmina mit heimlicher Macht für sich eingenommen haben. Vielleicht war der angebliche Wandel nicht mehr als ein teuflischer Plan, mit dem Agnes ihre Ziehmutter für die Wahrheit blind machte. Womöglich wirkte dieser Zauber so stark, daß Wilhelmina nur deshalb plötzlich Worte fand, die ihr nie von selbst in den Sinn gekommen wären? So stark, daß ihr Flehen nur deshalb an sein Herz rührte? Daß sie nur deshalb auf einmal über Kraft und ungekannte Einsicht verfügte?

»Nein, nein!« rief er hastig. »Das ist keine Lösung. Ich gebe zu, daß ich Agnes nicht begreife. Ich gebe zu, daß ich mich nie ernsthaft bemüht habe, sie zu begreifen. Ich gebe auch zu, daß mir eine Veränderung an ihr entgangen sein könnte, die du aus Liebe siehst und spürst. Aber ich kann nicht so tun, als würden wir damit etwas ungeschehen machen. Ich kann nicht einem Fremden die Früchte meines Schweißes überlassen und damit vielleicht Gottes Schweigen erkaufen wollen. Denn Er könnte sich dieses Schurken bedient haben, um die Wahrheit ans Licht zu bringen. Falls Agnes eine Hexe ist, Wilhelmina, muß sie vernichtet werden, ehe sie uns alle vernichtet. Hast du denn vergessen, daß wir sterbliche Menschen sind und am Tag des Jüngsten Gerichts vor Gott stehen werden?« Er besann sich und zwang sich zur Ruhe, ehe er zum Schluß kam: »Falls Agnes unter der Macht dieser Katze steht, wird ihr Tod sie davon befreien. Und falls Agnes eine Hexe ist und der Tod der Katze auch ihren eigenen Tod bewirkt, wird das zu unser aller Segen sein.«

»Und falls sie nur ein Kind ist, Mann? Sie nur ein Kind und die Katze nur eine Katze?«

»Dann sei uns Gott gnädig. Ich muß tun, was mir mein Gewissen befiehlt.«

Wilhelmina sah zu, wie er einen Stock zuspitzte, das Messer und die Axt in den Gürtel schob und ein Vaterunser betete. Noch war es bis zum Sonnenuntergang ein paar Stunden hin. Im Wald würde es bereits dämmern, aber hell genug sein, daß Klaus die Aufgabe, die er sich gestellt hatte, zu Ende bringen konnte. Gut zwei Stunden blieben ihm, Agnes zu finden und das erste Glück ihres jungen Lebens zu zerstören. Und da er stets alles gewissenhaft tat, wußte Wilhelmina, daß ihm auch das gelingen würde.

Kaum war er gegangen, holte sie eine Schüssel mit Quark, verbarg das Gesicht unter ihrem Schultertuch und eilte an den geheimen Ort, an dem sie früher so oft gebetet hatte. Klaus, davon war sie überzeugt, schickte sich an, Gottes Willen zu gehorchen. Wollte Wilhelmina Agnes und ihre Seele doch noch irgendwie retten, mußte sie jetzt andere Mächte anrufen.

Viele enge Pfade durchzogen den Wald – vor allem an seinen Rändern, wo die Dörfler das ihnen gebührende Klaubholz und dürre Äste sammelten –, doch nur wenige Wege führten ins Waldesinnere. Klaus war von Natur aus gesetzesfürchtig. Nach seiner Überzeugung sollte jeder auf dem ihm zugewiesenen Platz bleiben, sich damit nach Möglichkeit zufrieden geben oder andernfalls erdulden, was Gott ihm mit weisem Ratschluß bestimmt hatte. Er hielt sich demnach stets streng an das Gesetz. Und das Gesetz sagte, daß der Wald dem Gutsherrn gehörte und Klaus diese Pfade zu meiden hatte.

Er hatte das Gesetz schon einmal übertreten, als er nach Hinweisen suchte, die erklären sollten, auf welche Weise Agnes plötzlich im Dorf aufgetaucht war. Stundenlang hatte er damals nach einer Leiche oder einer frischen Feuerstelle Ausschau gehalten und nichts weiter gefunden als einen Fetzen handgewebten Tuchs in einem Dornbusch. Welchen Weg sollte er nun einschlagen, um auf das Kind selbst und dessen unheimliche Gefährtin zu stoßen?

So stand er da, zögernd, ein vierschrötiger Mann, zwar bereit, seine Pflicht zu tun, und sei sie noch so unangenehm, aber doch im Herzen geplagt von Mitleid mit seiner Frau, die ihn angefleht hatte, Gnade vor Recht ergehen zu lassen. Er sah, daß die ausgetretenen Pfade vom Regen der letzten Tage noch ein wenig aufgeweicht waren, sah die dünnen, gegabelten Fußspuren der Vögel und die unscharfe Fährte, die wahrscheinlich von einem Hasen stammte, und er suchte vergeblich nach den Abdrücken nackter Zehen und Sohlen, die ihn vielleicht zu Agnes führen würden.

Statt dessen entdeckte er die tiefen Spuren der schweren Stiefel von Josef und Sebastian. Er folgte ihnen, faßte den Stock fester, erkannte an der zunehmenden Düsternis ringsum, daß er den Waldrand verlassen hatte und sich immer weiter zwischen mächtige Stämme und unter dichtes Laubwerk wagte, das kaum noch einen Blick zum Himmel freigab. Er wurde sich der größeren Stille bewußt, die nur vom dumpfen Hall seiner Schritte unterbrochen wurde, vom gelegentlichen Ruf eines Vogels, vom Keckern eines Eichhörnchens. Der Wald war kühl und feucht und bedrängend. Wäre Klaus mit anderem Vorsatz gekommen, hätte er seine tröstliche Nähe empfunden. Heute aber rannen Klaus kalte Schauer über den Rücken.

Nachdem er eine Weile den verwaschenen Spuren gefolgt war, fiel ihm plötzlich auf, daß sich das Licht geändert hatte. Vor ihm lag ein offener Platz unter Sonnenbalken, die durch die Farne und das Gesträuch glänzten. Wie von selbst verlangsamte Klaus den Schritt. Würde er das Kind hier antreffen?

Vorsichtig schlich er näher, bis er die schmächtige Gestalt im Abendlicht sah. Obwohl er Agnes nicht gleich erkannte, zweifelte er keinen Augenblick daran, daß sie es war. Am Rande der Lichtung standen vereinzelte Sträucher. Wahrscheinlich hatten sich Josef und Sebastian dort versteckt, als sie Agnes heimlich beobachteten. Klaus schlüpfte nun ebenfalls dorthin, mit angehaltenem Atem, ungewiß, was ihn erwartete.

Beim ersten freien Blick auf das Kind stieß Klaus überrascht die Luft aus. Agnes war so unheimlich schön, wie er sie noch nie gesehen hatte. Vielleicht kam das von der reinen Freude, die aus ihren Augen strahlte und über ihrem halbgeöffneten Mund lag, vielleicht auch von der unbeschwerten Leichtigkeit ihrer Bewegungen. So kannte er sie nicht, so strahlend hell, und wäre er nicht aus finsterer Absicht gekommen, mit Axt und Speer, hätte er wohl geglaubt, sie sei von Gott beseelt, so anmutig und unschuldig kam sie ihm vor.

Wo waren die kalten, leblosen Augen geblieben, deren Blick jede spontane Zuneigung auslöschte, die er für sie empfunden haben mochte? Was war aus dem starren, gefühllosen und unnahbaren Leib geworden, den fast nichts mit der greifbaren Welt verband, der nirgendwo hingehörte und meist nicht einmal zu existieren schien?

Dieses Geschöpf war lebendig und voll Wärme, war ungemein wahrhaftig und wirklich, und im ersten Anschauen gab es Klaus einen Stich ins Herz, und nur mühsam unterdrückte er einen erstaunten Aufschrei. So hätte Agnes immer sein sollen! So hätte er sie geliebt und alles für ihr Wohlergehen getan. Hatte Wilhelmina sie jemals so gesehen? War das die Veränderung, von der sie gesprochen hatte? Was war geschehen? Hausten in diesem Körper zwei grundverschiedene Wesen?

Solche Gefühle bedrängten ihn in dieser kurzen Zeit – und es waren Gefühle, nicht etwa klar umrissene Gedanken –, doch während noch die bohrenden Fragen auf ihn einstürmten, entdeckte Klaus bereits das schwarze Ding, dem Agnes ihre ungeteilte Aufmerksamkeit widmete.

Wie es da hüpfte und sprang, sich rollte und verrenkte, mit gespreizten Krallen nach dem eigenen Schwanz haschte, graziös und schlangenhaft zugleich, lenkte es geradezu zwingend den Blick auf sich. Und alles, was in Klaus schlicht und gut war, rebellierte gegen die primitiven, hypnotisierenden Bewegungen der Katze.

Es war die erste, die er mit eigenen Augen zu sehen bekam. Bisher hatte er von diesen Tieren nur gehört, ein einziges Mal ihr Abbild in einem Buch gesehen. Das war im Besitz eines fahrenden Händlers gewesen, und aus reiner Neugierde hatte Klaus eine Münze geopfert, auf daß der Mann den Band aufschlug und einen raschen Blick auf schwarze und graue Bilder gewährte, die Hexen und Engel und die Gerätschaft des Teufels zeigten. Das war nun viele Jahre her, aber was sich Klaus auf diesen Seiten offenbarte, hatte ihn so tief beeindruckt, daß es unauslöschlich in seinem Gedächtnis haften blieb. Oft genug hatte er daran denken müssen. Seine Vorstellung von der Hölle rührte nachhaltiger von diesen Darstellungen her als von sämtlichen Predigten des Pfarrers. Er erinnerte sich an die fratzenhaft verzerrten Gesichter der armen Sünder, an die qualvoll aufgesperrten Münder und an die grausame Genugtuung, mit der der Satan ihre flehentlichen Bitten um Gnade ausschlug. Und er erinnerte sich an die Katze, die aufrecht auf den Hinterbeinen stand und mit teuflisch-menschlicher Miene ihrer Herrin zusah, einem geflügelten

Weib mit einem Geißenkopf, einer Hexe, die ein kleines nacktes Kind über den Flammen röstete.

So lebhaft seine Erinnerung auch war, so sehr waren ihm dennoch die Bilder durcheinandergeraten. Er hatte nacheinander Engel und Heilige wie auch Teufel und Hexen gesehen, und der Umgang mit einem Buch war eine so neue und verwirrende Erfahrung gewesen, daß er die richtige Abfolge nicht mehr nachvollziehen konnte. Aber ordentlich erschrocken war er damals jedenfalls. Jetzt hatte er seine erste wirkliche Katze vor sich – und wer hing mit nachgerade sklavischer Zuneigung an ihr? Das so erstaunlich verwandelte Kind, dem er, obwohl es ihm völlig fremd geblieben war, den Namen seiner Tochter gegeben hatte.

Klaus war von solcher Abscheu erfüllt, daß er in diesem Augenblick keine Furcht empfand. Wo sich Josef vor Angst und Schrecken gekrümmt hatte, geriet ihm, dem Aufrechten, nur gleich das Blut ins Wallen. Aufschreiend vor Wut brach er aus dem Versteck hervor und nahm in seinem Zustand nichts weiter wahr als die Katze, die zunächst mitten in der Bewegung erstarrte, den Kopf reckte, Klaus verdutzt anstarrte – und schon im nächsten Augenblick zu den Bäumen am anderen Ende der Lichtung schoß.

Als Klaus das erste Mal zupackte, entwischte sie ihm, aber beim zweiten Versuch hatte er plötzlich eine Handvoll Schwanz zwischen den Fingern und klammerte sich mit aller Kraft daran fest. Die Katze jaulte lauthals, was Klaus in der Überzeugung bestärkte, daß in ihr ein Teufel steckte. Und als er das Vieh bereits in die Höhe hielt, das

Messer gezückt hatte und fieberhaft überlegte, wohin er zustoßen sollte, schaute er Agnes an und sah ihr qualverzerrtes Gesicht. Nur eine halbe Sekunde lang. Eine halbe Sekunde, in der alle Freude, Schönheit und strahlende Helle schlagartig von ihr wich. Sie streckte Klaus abwehrend die Arme entgegen, ihr Mund stand halb offen, als wolle sie ihm etwas sagen.

Er stach zu. Die Katze heulte auf, schnellte irgendwie Hals über Kopf vor und vergrub ihre scharfen Zähne tief in seiner Hand. Brüllend vor Schmerzen stach Klaus abermals zu, und diesmal schrie das Kind, als sei es tödlich getroffen worden. »Agnes!« schrie es, »Agnes!« und brach im Gras zusammen.

Die Katze duckte sich und rannte davon; sie war verletzt, aber frei.

Klaus ließ das Messer fallen, hielt sich das Handgelenk, sah zu, wie das Blut aus der Wunde tropfte, die ihm die Katze zugefügt hatte, und erschrak bei dem Gedanken, daß er dem bösen Vieh nun verfallen sein könnte.

Und dann sah er das Kind bewußtlos auf dem Boden liegen, und das einzige Wort, das sie jemals in seiner Gegenwart gesprochen hatte, hallte ihm in den Ohren nach. *Agnes.* Agnes. Ihr Name. Warum hatte sie ausgerechnet dieses Wort gerufen? Welche geheime Macht hatte sie zum Sprechen gebracht?

Er merkte, daß er vor Kälte zitterte, obwohl er am ganzen Leib in Schweiß gebadet war. Er sah Blut auf dem Messer kleben und stieß die Klinge in die Erde, um sie zu säubern.

Die Wunde auf dem Handrücken blutete nicht mehr, begann aber zu schmerzen; ihre Ränder schwollen an und verfärbten sich. Er starrte die purpurroten Pünktchen an, versuchte seiner Angst Herr zu werden, schämte sich, so schwach wie Josef gewesen zu sein.

Es dunkelte rasch. Die Sonne stand schon sehr tief, und er würde den Weg zurück, den Weg, den er kaum kannte, im letzten Tageslicht oder gar im Finstern finden müssen.

Es hatte keinen Sinn, der Katze nachzujagen. Vielleicht starb sie jetzt an den Messerstichen? Wohl kaum, falls sie tatsächlich eine Hexe in Tiergestalt war.

Und das Kind? Was sollte er mit dem machen?

Er trat auf Agnes zu, kniete sich zu ihr hin. Sie war noch immer bewußtlos. Von ihren Wangen, die plötzlich eingefallen wirkten, war alle Farbe gewichen; sie waren aschfahl. Ein schlimmes Ahnen durchzuckte ihn. Er preßte das Ohr gegen ihre Brust, lauschte, ob er das Herz schlagen hörte. Nein, sie war nicht tot.

In diesem Augenblick blitzte in seinem Gedächtnis die Erinnerung an die andere Agnes auf. Auch sie hatte so bleich und reglos dagelegen – auf ihrem Bettchen, an einem grauen Wintermorgen, wie lang war das nun her? Zum ersten Mal seit jener Zeit gab er sich dem Schmerz hin, der so unerwartet an der unter dem Schutt der Jahre begrabenen Erinnerung zerrte. Ein Schluchzen brach aus seiner Kehle. Dann nahm er das bewußtlose Kind auf die Arme und trug es nach Hause.

Schon als er über die Felder kam, sah er den Aufruhr im Dorf. Josef oder Sebastian hatte also geredet. In der rasch dunkelnden Abendröte erkannte Klaus seine Nachbarn, graue, braune und grüne Gestalten inmitten der Farbenpracht des Sonnenuntergangs. Ihre Stimmen klangen schrill und erregt. Das Licht ihrer Laternen und Fackeln vereinte sich vor der Kirche.

Zum Glück lag seine Behausung am Rand des Dorfes, er würde sie erreichen, ohne den Weg der Nachbarn kreuzen zu müssen. Einerseits verachtete er sie, weil sie sich vom Geschwätz eines Faulpelzes und eines Fremden derart anstacheln ließen. Andererseits stieg eine neue Angst in ihm hoch. Zwar hatte er selbst sein Weib vor der Unberechenbarkeit einer aufgebrachten und verschreckten Menge gewarnt, aber da hatte er noch vom Hörensagen gesprochen, nicht aus persönlicher Erfahrung. Nun genügte der erste Blick auf diese Leute, die sich noch nicht ganz für die Sache erhitzt hatten, aber zweifellos dazu bereit waren, und Klaus spürte eine eisige Beklemmung in der Magengrube. So müde er auch war, beschleunigte er nun seine Schritte. Auf dem letzten Wegstück zum Haus war ihm die Last des Kindes in seinen Armen nicht mehr bewußt. Er näherte sich von hinten, vom Teich her. Zum ersten Mal schlich er über eigenen Grund und Boden wie ein Dieb.

Wilhelmina erwartete ihn auf der Schwelle. Sie war schon seit geraumer Zeit von ihrer heimlichen Wallfahrt zurück, und daß der Mann und das Kind, das er suchen gegangen war, so lang ausblieben, machte ihr bei dem zunehmenden Lärm aus dem Dorf allmählich Angst.

Aber während seine Kräfte zu versagen drohten, gab gerade die Angst Wilhelmina neue Kraft.

Fast riß sie ihm das Kind aus dem Arm, bettete es aufs Lager, hüllte es rasch in eine Decke und fragte Klaus zwischendurch: »Bist du verletzt? Was ist mit deiner Hand geschehen?«

»Die Katze hat mich gebissen. Ich habe Angst, Frau. Ich habe schreckliche Angst.«

»Still, dazu ist jetzt keine Zeit. Bestimmt kommt gleich der Priester. Er darf deine Hand nicht sehen.«

Sie untersuchte die Wunde. Klaus ließ es verwirrt geschehen. Er fragte sich, woher Wilhelmina auf einmal diese Kraft und Entschlossenheit nahm. Er selbst war im Augenblick keines Gedankens fähig, zu sehr hatten ihn die jüngsten Ereignisse mitgenommen, zu sehr war er von der unheilbringenden Macht des Kindes überzeugt. Er zürnte den Nachbarn, weil sie auf Josef hörten, aber er wußte zugleich: Hätten sie gesehen, was er gesehen hatte, wäre Agnes rettungslos verloren gewesen.

»Das wird jetzt weh tun«, sagte Wilhelmina, »aber mir fällt nichts Besseres ein. Die Wunde muß ausgebrannt werden, ehe die Schmerzen einsetzen.«

Sie zog ihn ans Feuer, in dem nur noch letzte Flammen züngelten und auf dem eisernen Dreifuß ein schwarzer Kessel stand. Den hob sie weg und wies Klaus an, sich hinzuknien. »Steck die Hand ins Feuer«, befahl sie ihm. »Es wird das Fleisch versengen und die Wundränder abtöten. Außerdem wird es die Bißspuren überdecken.«

Klaus zögerte beim Gedanken an die Qualen, die ihm die tanzenden Flammen zufügen würden.

»Mach rasch!« drängte Wilhelmina. »Wir dürfen keine Zeit verlieren.« Schon hatte sie ihn am Arm gepackt, damit er nicht instinktiv zurückzucken konnte, und ohne auf seine Schmerzensschreie zu achten, zwang sie ihn, die Hand sekundenlang ins Feuer zu halten. »Siehst du«, rief sie, »es ist schon wieder vorbei!« Und während Klaus halb besinnungslos auf den Knien lag, ging sie ein sauberes Tuch holen.

Jemand pochte ungeduldig an die Tür. Wilhelmina achtete nicht darauf, sondern verband erst einmal die verbrannte Hand. Die Tür flog auf, mehrere Männer schoben sich in die Stube, der Priester folgte ihnen mit düsterer, drängender Miene.

»Was soll das?« rief Wilhelmina. »Was wollt ihr? Dringt man so in ein christliches Haus ein?«

»Was geht hier vor?« erwiderte der Priester, winkte die Männer an die Wand und erfaßte mit einem einzigen Blick Klaus, dessen leichenblasses Gesicht und die halb verbundene Hand, die aufgebrachte Frau und das Kind, das entweder schlafend oder bewußtlos im Bett lag. Ohne auf Antwort zu warten, trat er ans Lager und zog mit raschem Griff die Decke weg. Beim Anblick der in voller Bekleidung daliegenden Agnes preßte er die Lippen zusammen, wandte sich wieder zu Klaus und Wilhelmina um, wies nachdrücklich auf das Kind und wiederholte seine Frage.

Klaus war unfähig, einen Gedanken zu fassen, aber Wilhelmina fehlte es heute nicht an plötzlichen Eingebungen. Es machte Klaus geradezu Angst, wie kaltblütig sie die gefährliche Situation meisterte. Woher nahm sie diese Selbstsicherheit? Überwältigt von seiner Verwirrung, von Furcht und Schmerzen taumelte er stöhnend gegen die Wand.

»Agnes ist gestolpert und wäre beinahe ins Feuer gefallen, hätte mein Mann sie nicht zur Seite gestoßen. Und Klaus geriet bei dem Sprung aus dem Gleichgewicht und fuhr mit der Hand in die Flammen.«

»Laßt sehen!« sagte der Priester.

»Ich war gerade dabei, ihn zu verbinden, als Ihr kamt. Ich hatte noch nicht einmal Zeit, mich um das Kind zu kümmern und konnte es nur, so wie Ihr es hier vorfindet, aufs Bett legen.«

Der Priester nahm den Verband ab, ohne von Klaus, der kein Wort herausbrachte, daran gehindert zu werden. Er betrachtete eingehend die Brandblasen und das verschmorte Fleisch. Dann wickelte er das Tuch wieder darüber, trat abermals ans Bett und schaute auf Agnes hinunter. »Wie lange befindet sie sich bereits in diesem Zustand?«

»Erst seit wenigen Minuten. Das alles ist eben vorhin geschehen.«

»Wo war sie den ganzen Tag?«

Wilhelmina breitete ratlos die Arme aus. »Ihr kennt sie doch, Vater. Sie ist nie daheim. Sie spielt hier und dort und kommt nur zurück, wenn sie Hunger hat.«

»Ich nehme an, daß euch Josefs Anschuldigungen bekannt sind.«

»Er tauchte heute mit einem Fremden bei uns auf, der meinen Mann zwingen wollte, ihm unsere Kuh und ein paar Hühner abzutreten.«

»Und was bewog ihn dazu? Welchen Anspruch kann er dafür bei Eurem Mann geltend machen? Sprecht, Klaus! Es betrifft schließlich vor allem Euch.«

Klaus rappelte sich hoch, schwankte zum Tisch, sank auf die Bank und stützte sich schwer auf die Ellbogen. Viele Augenpaare folgten jeder seiner Bewegungen, denn jene, denen es nicht gelungen war, mit dem Priester in die Stube zu schlüpfen, drängten sich an der Schwelle, damit ihnen nur ja nichts entging. »Ich frage mich, was ihr alle in meinem Haus sucht«, sagte Klaus. »Wozu der Lärm? Wozu die Aufregung? Findet denn ein Mann in den eigenen vier Wänden keinen Frieden mehr?«

»Nicht, wenn er eine Hexe unter sein Dach nimmt«, rief ihm jemand zu, und in der Runde wurde geraunte Zustimmung laut.

Klaus wußte nicht, was er darauf erwidern sollte. Im Grunde seines Herzens mußte er, nach allem, was er gesehen hatte, den Anschuldigungen Glauben schenken.

Aber zugleich empörte sich sein angeborener Gerechtigkeitssinn dagegen, daß die Nachbarn bei ihm eindrangen, sie, die keine Ahnung hatten, denen aber schon ein paar dahergeredete Worte genügten, ihn anzuklagen und die bescheidene kleine Welt zu zerstören, die er und seine Frau so mühsam errichtet hatten.

Der Priester setzte sich zu seiner Linken an die Schmalseite des Tisches, und da er spürte, wie verstört Klaus war, freilich ohne die wahre Ursache zu erraten – war es nur der Schock über die verbrannte Hand? – , sagte er mit einiger Zurückhaltung: »Erzählt mir, was geschehen ist, Klaus. Ihr seid ein ehrenwerter Mann, und ich bin gern bereit, Euch alles zu glauben.«

»Nein!« rief Wilhelmina und stellte sich zwischen die beiden. »Ihr seid gekommen, weil Ihr Josefs Unterstellungen und den Worten eines Fremden glaubt. Es sind Lügen. Sie wollen nur unsere Kuh und unsere Hühner. Sag ihm das, Klaus. Sag ihnen allen, wie es wirklich war!«

Klaus fühlte die Augen des Priesters auf sich gerichtet, hob den Kopf und hielt dem bohrenden Blick nicht nur stand, sondern erwiderte ihn so eindringlich, daß der Priester wußte, dieser Mann würde ohne Rücksicht auf die Folgen die Wahrheit sprechen. Nicht, was Josef oder der Fremde behauptet hatten, zählte, sondern nur, was Klaus zu sagen hatte, um die Anschuldigungen, die gegen das Kind vorgebracht wurden, entweder zu bestätigen oder zu entkräften.

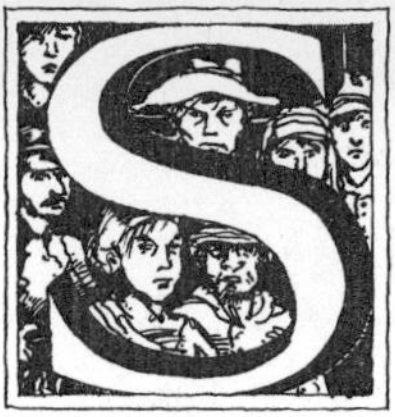

Sie hat gesprochen«, sagte er. »Noch nie habe ich ihre Stimme gehört. Sieben Jahre lebt sie unter meinem Dach, und heute hörte ich sie zum ersten Mal sprechen.«

»Klaus!« schrie seine Frau auf. Alle anderen schwiegen.

»Sie hat ›Agnes, Agnes‹ gerufen.«

»Ihren eigenen Namen?« fragte der Priester.

»Den Namen meiner Tochter. Die starb mit drei Jahren.«

»Was wollt Ihr damit sagen?« fragte der Priester.

Klaus schüttelte bedächtig den Kopf. »Weiß ich nicht. Ich weiß nur, was ich gehört habe. Sie rief: ›Agnes, Agnes!‹, und dann wurde sie ohnmächtig.«

»Wo war das? Hier in der Stube?«

»Im Wald. Wir waren im Wald. Ich ging sie dort suchen.«

»Hatten Euch Josefs Worte dazu bewogen?«

»Ich mußte einer Pflicht nachkommen.«

»Was für einer Pflicht? Erklärt Euch!« befahl der Priester.

Klaus wollte dieser Aufforderung aber offenbar nicht nachkommen.

Wilhelmina war zu Agnes ans Lager getreten, wo sie sich dem Kind zuwandte und ihm über die kreidebleiche Stirn strich. Auf ihren geröteten Wangen glänzten Tränen, und sie flüsterte: »Meine kleine Agnes! Ich habe für dich gebetet! Ach, habe ich gebetet!«

»Was geschah im Wald?« fragte der Priester mahnend. »War sie allein?«

Klaus erwiderte aus klaren blauen Augen den Blick des Gottesmannes, doch seine Stimme klang bitter, als er leise antwortete: »Sie war immer allein. Sie kannte nichts anderes als das Alleinsein.«

»Ich meine, befand sich außer Euch und ihr jemand zur Stelle? Wem rief sie diese Worte zu? Und warum ausgerechnet ihren Namen?«

»Ich sah eine schwarze Katze im Wald. Die hatte es ihr völlig angetan. Und weil dieses Vieh bei ihr war, war sie so anders …« Er zögerte, versuchte sich zu erinnern, rang nach Worten. »Sie war … liebenswert. Zum ersten Mal war sie Agnes.«

»Drückt Euch deutlicher aus! Wen meint Ihr, wenn Ihr von Agnes sprecht? Euer eigenes Kind oder diese …«

»Diese *was*?« fuhr Klaus ihn plötzlich an. »Ihr habt sie getauft. Und gabt ihr einen Namen. Mein Weib nannte sie Agnes und liebte sie wie eine leibliche Tochter. Für mich war sie das nie – bis heute. Meine Tochter liegt seit Jahr und Tag tot und begraben, und diesen … diesen Wechselbalg, der nicht einmal reden konnte, sah ich als Eindringling an.« Die letzten Worte hatten zornig und bitter geklungen, aber jetzt wurde seine Stimme weich, als er fortfuhr: »Heute abend sah ich sie zum ersten Mal als Kind. Sie kam mir wie ein Engel vor. Bis ich das Katzenvieh packte und ihm mein Messer in den Leib stieß. Da schrie sie: ›Agnes, Agnes!‹ und fiel zu Boden.« Er wies mit dem Kinn zum Lager, wo Wilhelmina dem Kind mit wahrem Feuereifer den Kopf streichelte und dabei still vor sich hin weinte, daß ihr die Tränen über die Wangen rannen. »Aber dieses Ding da«, sagte Klaus, »dieses Geschöpf war nie meine Tochter und wird es nie sein.«

Die Nachbarn hatten mitgelauscht und starrten einander an. Sie waren gekommen, ohne zu ahnen, was sie erwartete, was es zu sehen und zu hören geben würde. Aber nie und nimmer hatten sie mit derlei Worten gerechnet, wie Klaus sie da von sich gab. Daß er alles abstreiten oder Ausflüchte suchen oder vielleicht ein Geständnis ablegen würde, ja, das schon. Doch was sie jetzt zu hören bekamen, ging über ihren Verstand.

Da war Hexerei im Spiel, kein Zweifel. Aber wen sollte man dafür belangen, und wie ließ sich der Zauber austreiben? Dieses Gerede von der früheren Agnes und einer zweiten, die es angeblich nicht gab, die aber sogar den kreuzbraven Klaus zu täuschen vermochte, jagte ihnen ehrliche Angst ein. »Wem rief sie diese Worte zu?« hatte der Priester gefragt, aber die Antwort darauf wußte keiner, außer vielleicht Agnes, aber die war ohnmächtig. Warum war sie das? Sollte der Geist, der jahrelang in ihr gehaust hatte, plötzlich aus ihrem Leibe gefahren sein?

Jeder in der Stube grübelte auf seine Weise zäh darüber nach. Der brennende Ehrgeiz, die Hexe in ihrer Mitte zur Strecke zu bringen, war verflogen, war der Urangst vor dem Unbegreiflichen gewichen. Und selbst der Priester musterte Klaus ziemlich ratlos, versuchte das Maß seiner Aufrichtigkeit auszuloten und fragte sich, ob Klaus diese Konfusion nicht vielleicht absichtlich herbeigeführt hatte.

Doch nein. Seine eigene Verwirrung war unmöglich zu verkennen.

Welche Verbindung bestand zwischen den Kindern, der Katze und der Frau, die man in dem anderen Dorf wegen Hexerei gehängt hatte und die vom Galgen verschwunden war?

»Ist Euch bewußt, daß wir das Kind fortschaffen müssen?« fragte der Priester zuletzt, immer noch ohne zu wissen, wie Klaus darauf reagieren würde.

»Was wollt Ihr mit ihm machen?« rief Wilhelmina gequält aus und warf sich über die bewußtlose Agnes.

»Man muß sie beobachten, bis die Wahrheit an den Tag kommt.«

»Klaus, Klaus, gib sie nicht her!«

Sie stürzte zu ihm, fiel auf die Knie, faßte ihn am Arm. Er schaute sie nicht einmal an, als er sagte: »Laß die Leute tun, was sie für richtig halten.«

»Aber Agnes ist krank! Sie ist sehr krank! Vielleicht muß sie sterben. Ich sagte dir doch, was geschehen würde, wenn du die Katze tötest.«

»Was habt Ihr ihm gesagt?« fuhr der Priester sie heftig an. Womöglich wußte die Frau mehr als ihr Mann.

»Ich sagte ihm, was keiner von euch einsehen will. Daß sie ein Kind ist, das im Wald eine Katze gefunden hat und ihr all die Liebe gab, die sie – aus Gründen, die wir nicht kennen – uns nie geben konnte. Wie jeder von uns brauchte sie jemanden, dem ihre Liebe gehört, aber ihr fehlen die Worte, und vielleicht schenkte sie gerade deshalb ihre Liebe einem Wesen, das gleichermaßen sprachlos ist.«

»Eure Zuneigung hat Euch blind gemacht«, widersprach der Priester. »Wäre dem nicht so, würdet Ihr selbst sehen, daß diese Vorgänge unnatürlich sind.«

»Sie lebt jetzt sieben Jahre im Dorf, und nie sagte ihr jemand Hexerei nach. Das ganze Unglück hat nur dieser Sebastian mit seinem Geschwätz über uns gebracht. Weil er daheim alles verloren hat und sich an uns schadlos halten wollte.«

»Schweigt!« befahl der Priester, denn Wihelminas Stimme war schrill und ihr Verhalten unberechenbar geworden. »Ich selbst mußte Euch beide vor nicht allzulanger Zeit in eben dieser Stube mahnen, daß sich Gott nicht hinters Licht führen läßt. Vielleicht erkennt Ihr jetzt die Wahrheit dieser Worte.« Er stand auf und gebot einem der Männer, das Kind zu ergreifen.

Wihelmina sprang ans Bett und schützte Agnes mit ihrem Leib. »Nein, nein«, rief sie. »Ich gebe sie euch nicht heraus!«

»Sie soll ohne Vorbehalte beobachtet werden. Sobald sie das Bewußtsein wiedererlangt – und sofern dies geschieht –, wird ein gerechtes Verfahren über sie eröffnet.«

»Wie soll sie sich denn verteidigen, wenn sie stumm ist? Allein ihr Schweigen wird sie verdammen.«

»Wenn sie unschuldig ist, wird Gott Mittel und Wege finden, sie und uns zu erleuchten«, befand der Priester streng. »Habt Gottvertrauen, Frau!« Und wieder nickte er dem Mann zu, der dem Bett am nächsten stand.

Wilhelmina versuchte den Nachbarn mit aller Gewalt abzuhalten und zerrte und zog an seinem Arm, bis man sie roh zur Seite stieß und die Zappelnde ihrerseits festhielt. Verzweifelt heulte sie auf, als ein Dritter das Kind in die Decke wickelte, es aus dem Bett hob und hastig die Stube verließ. Nur das lange Blondhaar und die schmutzigen nackten Sohlen waren noch zu sehen.

Als der Mann gegangen war, drückten die beiden, die sie festgehalten hatten, Wilhelmina neben Klaus auf die Bank, eilten den anderen nach und warfen die Tür zu.

Klaus schlang die Arme um seine Frau, damit sie den Männern nicht hinterherlaufen konnte, und ließ sie erst wieder los, als sie an seiner Seite zusammensackte, sich über den Tisch warf und laut und verzweifelt und vergeblich losheulte.

Die ganze qualvolle Nacht lagen Klaus und Wilhelmina wach. Kein Wort war gefallen, seit man ihnen Agnes weggenommen hatte. Klaus hatte gar nicht erst versucht, seine verzweifelte Frau zu trösten, und als ihre Tränen schließlich versiegten, war Wilhelmina ihrer Arbeit nachgegangen, als unterscheide sich dieser Abend durch nichts von den anderen.

Lange Zeit hatte er sie beobachtet, dabei seine schmerzende Hand gehalten, so benommen von der Fülle der Ereignisse, daß er kein Wort herausbrachte. Dann endlich hatte er begonnen, das Geschehen zu überdenken. Währenddessen hatte er Wilhelmina weiterhin beobachtet und instinktiv erkannt, daß sie es einfach nicht überstehen würde, wenn dem Kind etwas zustoßen sollte.

Hatte auch der Tod des leiblichen Kindes ihre Liebe zueinander abgestumpft, war doch soviel an Gefühl zwischen ihnen geblieben, daß sie gemeinsam das Leben ertragen konnten, und sei es auch nur, indem sie stets Sorge und Mühsal teilten. Jetzt erst erkannte Klaus, was er bisher nie begriffen hatte: Wie sehr sie dieses zweite Kind brauchte, obwohl sie es zuweilen beinahe haßte. Trotz allem hatte das Kind sie in Liebe verbunden – wenngleich in einseitiger Liebe –, und er, Klaus, hatte in seinem Bemühen, ehrlich und aufrichtig zu bleiben, mit einem Schlag diese Verbindung zerstört und damit alles zunichte gemacht.

In seiner Not versuchte er sich vor sich selbst zu rechtfertigen. Wilhelmina hatte nicht gesehen, was er gesehen hatte. Sie war mit der Zeit derart blind geworden für das Unvermögen und das befremdliche Gebaren des Kindes, daß sie sich weigerte, die Dinge so klar zu sehen wie er, wie alle im Dorf. Sebastian war ein roher Kerl, und an seiner Geschichte mochte das wenigste wahr sein, Josef galt als faul und unglaubwürdig, und doch mußte jeder unvoreingenommene Mensch zugeben, daß er Dinge gesehen hatte, die sich jeder herkömmlichen Erklärung entzogen.

Während Klaus seine Frau beobachtete, fragte er sich zwangsläufig, ob sie nicht vielleicht doch von Anfang an die wahre Natur des Kindes erkannt hatte. Noch immer staunte er über ihre plötzliche Fähigkeit, es so nachdrücklich zu verteidigen, daß sie beinahe ihn selbst von der Wahrheit ihrer Ansichten überzeugt hatte. Josefs Enthüllungen schienen sie nicht überrascht zu haben. Zwar hatte ihr Josef angst gemacht, daran erinnerte sich Klaus, aber womöglich bloß Angst davor, ihr Geheimnis könne nun am Ende doch entdeckt werden. Wieso verstand sie sich so gut auf das Kind, während ihm allein dessen seelenlos starrer Blick zur unüberwindbaren Hürde geworden war?

Ein ums andere Mal stellte er sich diese Frage, auf die es keine Antwort gab. Er war überzeugt davon, richtig gehandelt zu haben – und war sich zugleich schmerzlich bewußt, daß es ebensogut ein Irrtum gewesen sein konnte,

der für sie beide und das Kind den Untergang bedeuten würde, wenn er ihn nicht rasch beseitigte. Das raubte ihm neuerlich die Ruhe. Er fand in dieser Nacht kein einziges

Wort für die einsame, gemarterte Seele, die das Haus mit ihm teilte, sondern seufzte und stöhnte in die Finsternis, wälzte sich auf dem Lager und wartete ungeduldig auf die Dämmerung, damit er endlich aufs Feld gehen und sich durch Arbeit ablenken konnte.

Die Erinnerung an das Gesicht des Kindes plagte ihn, an dieses fröhliche, offene Gesicht, das ihm jetzt, hinterher, wie von einem Glorienschein umgeben schien und immer noch peinigend ans Herz rührte. Warum war ihm dieser Anblick in all den Jahren nur ein einziges Mal vergönnt gewesen? Er hätte das Kind geliebt, ja, er hätte es bestimmt geliebt, wenn es ihn jemals so angeschaut hätte.

Endlich brach der Tag an. Klaus nahm sein Werkgerät und begab sich auf den Acker, fest entschlossen, nicht mehr an das Kind zu denken, ehe Nachricht vom Priester kam, und froh, so zeitig, vor allen anderen, aufgebrochen zu sein, denn damit entging er den Gerüchten, die heute gewiß durchs Dorf schwirren würden.

Auch Wilhelmina hatte die ganze Nacht gegrübelt. Anders als ihr Mann hatte sie nicht über Recht und Unrecht in dieser Sache nachgedacht und beides gegeneinander abgewogen. Sie hatte ihr Herz befragt, und das war zutiefst verwundet und tat so weh, als sei sie ernsthaft krank. Obwohl Wilhelmina manchmal, zermürbt von der ständigen Zurückweisung, an ihrer Liebe zu dem Kind gezweifelt hatte, wußte sie nun, daß sie diese zweite Agnes inniger liebte als die erste.

Sie konnte sich an das erste Kind nicht einmal mehr erinnern, hatte immer nur das Gesicht des anderen vor

Augen, und die Not, die daraus sprach, eine Not, die Wilhelmina manchmal nachempfinden konnte. Und ihr war, als hielte sie noch einmal dieses zuckende, heulende und schluchzende Geschöpf im Arm, das von namenloser Angst gequält wurde, von unsäglicher Trauer, und als erschaute sie noch einmal den großen Blick, den Agnes ihr geschenkt hatte, ehe sie erschöpft zusammengebrochen war. Da hatte Agnes sie geliebt, auch wenn ihr die Sprache fehlte, es in Worten auszudrücken.

Wilhelmina wußte, daß Agnes ihr von der Katze erzählt hätte. Nur weil Agnes stumm war, konnten Josef und Sebastian ihr unschuldiges Tun tückisch verdrehen und als etwas Böses hinstellen. Von Hexenzauber sprachen immer bloß die Männer. Fürchteten sie denn die Liebe? An ihr eigenes Herz hatte die wahre Liebe endlich gerührt, hatte selbst die letzten Schranken überwunden, vor denen sie bislang gestanden war, und Wilhelmina wußte, daß nur die Beständigkeit dieser Liebe Agnes vor dem Untergang retten konnte. Sie verstand nicht, in welcher Form und warum dieser Untergang so unerbittlich beschlossen sein sollte. Was sie jetzt empfand, ließ sich nicht mit Worten erklären. Es stimmte wohl, daß Agnes zuweilen wie vom Teufel besessen schien, wenn sie aus heiterem Himmel und mit unerklärlicher Zerstörungswut plötzlich alles kaputtmachen wollte, was ihr in die Hände kam. Aber auf solche Anfälle waren stets Tränen und das Bedürfnis nach menschlicher Nähe gefolgt, und das hatte Wilhelmina, trotz allem, neue Hoffnung gegeben, wo zuvor kaum noch Hoffnung gewesen war.

Die Katze hatte Agnes verändert, hatte Wärme in ihr erstarrtes Herz gebracht, Licht in die erloschenen Augen, Frieden in die Schreckensvisionen.

Und als sich Wilhelmina dessen besann – durch Welten getrennt von dem Mann, der neben ihr im Bett lag und den sie nicht einmal stöhnen und sich auf dem Lager wälzen hörte –, brannte sie danach, Agnes zu retten, auf welche Weise auch immer. Ohne Rücksicht auf das zu erwartende Gerede der Männer. Nicht einmal um den Teufel würde sie sich jetzt scheren.

Nur die Katze konnte Agnes retten. Klaus, so seine Worte, hatte die Katze nicht getötet. Sie hatte ihn gebissen und war davongelaufen. Es bestand also durchaus die Möglichkeit, daß sie sich weiterhin im Wald aufhielt, verletzt, aber am Leben.

Wann würde es denn endlich tagen? Wie viele Stunden mußten noch vergehen, ehe sie etwas für Agnes tun konnte?

Aus Verzweiflung war Hoffnung geworden, aus Angst Ungeduld. So sehnte Wilhelmina den Sonnenaufgang herbei.

Kaum war Klaus außer Sichtweite, ging auch Wilhelmina ans Werk. Und ihr kam ebenfalls zustatten, daß sie heute zu so früher Stunde, vor allen Nachbarn, aufgestanden war. Das Dorf schlief noch. Dichter Morgennebel kündigte einen heißen Tag an. Fast blutrot leuchtete die Sonnenscheibe aus dem grauen Dunst. Wilhelminas Herz schlug vor Angst und Hoffnung schneller, als sie dem

Wald zustrebte, den Deckelkorb am Arm, gut getarnt unter dem Schultertuch, hinter dem sie auch den Kopf versteckte, bis das Dorf weit zurücklag.

Bei den ersten Bäumen drehte sie sich um. Niemand war auf den Feldern, die im Glanz der ersten Sonnenstrahlen lagen.

Wilhelmina hielt auch nach Klaus Ausschau, sah ihn aber nicht. Zum Glück befand sich sein Acker jenseits des Flusses, wie begraben unter den grauen Dunstschwaden.

Auch im Wald war es düster und grau. Die Baumstümpfe waren mit silbernem Schleim bedeckt, und unterwegs streifte Wilhelmina mit dem Gesicht an Spinnennetze. Alles war klammfeucht, und die ungebrochene Morgenstille lähmte unwillkürlich ihre Schritte. Reglos stand Wilhelmina da, raffte das Schultertuch enger um den Hals, zitterte.

Und dann hörte sie die Vögel singen, manche von ganz weit weg, andere aus der Nähe, und als den Rufen Antwort folgte, jagten ihr die mächtigen dunklen Arkaden der Baumkronen, die dicht aus der Wildnis der Farne und Sträucher wuchsen, nicht mehr soviel Angst ein.

Ohne zu ahnen, daß sie es ihrem Mann gleich machte, betrachtete sie wie er am Abend zuvor die unterschiedlichen Fußspuren, bis ihr die tieferen Abdrücke im Boden den Weg wiesen. Hätten nicht Liebe und Entschlußkraft sie geleitet, wäre sie wahrscheinlich vor dem Eindringen in verbotenes Gebiet zurückgeschreckt. Sobald sie sich aber auf dem richtigen Pfad wußte, kannte sie keine Angst mehr.

Sie erreichte die Lichtung, auf der Agnes gespielt hatte, und dort endeten unvermittelt die Spuren, denen Wilhelmina gefolgt war. Hier also hatte Agnes ihre Freude genossen, an diesem einsamen und stillen Ort, unter dem dichten Laubwerk, durch das eben die ersten Sonnenstrahlen stachen.

Das Gras stand hoch, nichts wies darauf hin, daß sich Agnes jemals hier aufgehalten hatte. Nur ein paar Halme zeigten rostrote Flecken, die hatte der Tau nicht abgewaschen.

Wohin war das verletzte Tier geflohen? War es im Unterholz gestorben oder leckte es irgendwo in der Nähe seine Wunden und wartete auf die Rückkehr des Kindes? Beobachtete es vielleicht Wilhelmina gerade in diesem Augenblick, wahrscheinlich mißtrauisch, weil es dachte, daß ihm auch sie in böser Absicht nachstellte?

Jetzt, da sie in das Reich der Katze eingedrungen war, erfaßte neue Angst Wilhelminas Herz. Bisher hatte sie die Katze nur als etwas angesehen, das zu Agnes gehörte. Wenn das Vieh aber nun tatsächlich eine Hexe war und Zauberkraft besaß? Wenn ihr Mann also recht hatte? Wenn sie, Wilhelmina, sich in Zusammenhänge einmischte, von denen sie nichts verstand, die sie nur aus Liebe zu Agnes nicht bedacht hatte? Alle diese Zweifel schossen ihr durch den Kopf, aber dennoch wußte sie, daß es längst kein Zurück mehr gab, daß sie ihren selbstauferlegten Auftrag zu Ende bringen mußte.

Wohin? Wohin nur? Wo in diesem unendlich weiten Wald ringsum sollte sie mit der Suche beginnen?

Die Blutspur im Gras führte Wilhelmina an den Rand eines undurchdringlichen Gestrüpps. Steckte das Tier in diesem Gewirr von Ranken, Sträuchern und stacheligem Gras? Dann würde sie es unmöglich finden können.

Der Verzweiflung nahe ging sie hierhin und dorthin, und weil die Sonne nun mehr Wärme spendete, nahm sie zwischendurch das Schultertuch ab.

Und dann entdeckte sie den hohlen Stamm. Ihr Herz machte einen Sprung. Das war die Stelle! Dessen war sie sich gewiß. Warum hatte sie das nicht gleich gesehen? Vorsichtig, ängstlich kam sie näher. Im Gras unter dem Baum waren Blutspuren, hellere Spuren als die rostroten Flecken von zuvor. Vielleicht waren sie frischer.

Wilhelmina wagte kaum zu atmen. Dicht am Stamm kniete sie sich nieder, stellte den Korb ab und spähte in die Höhlung. Die war groß und tief, und weil ihr eigener Schatten darüberfiel, ließ sich nichts darin erkennen.

Die Erinnerung an die schlimme Bißwunde, die Klaus davongetragen hatte, hielt sie davon ab, die Hand ins Loch zu stecken. Aber sie rückte ein Stück zur Seite, bis ihr Schatten nicht mehr über der Öffnung lag, und riskierte neuerlich einen Blick hinein. Täuschte sie sich, oder war da ein schwarzer Umriß in der Schwärze der engen Höhle?

Wilhelmina stand auf und suchte einen Stock. Mit dem konnte sie hineinstochern und sich ohne Gefahr, gebissen zu werden, Gewißheit verschaffen.

Ja, der Stock half ihr zu dem, was sie wissen wollte. Er stieß gegen etwas Weiches, Nachgiebiges. Das Tier war da drinnen. Ob es noch lebte? Ob es gefährlich war? Behutsam tastete sie sich noch einmal vor. Wieder das Weiche. Aber es wich nicht zurück.

Und dann nahm Wilhelmina allen Mut zusammen und langte mit beiden Händen zu. Das Tier leistete keinen Widerstand, als sie es ans Licht zog.

Die Nachricht über die Ereignisse der vergangenen Nacht verbreiteten sich wie ein Lauffeuer im Dorf. Josef und Sebastian wurden von Neugierigen umlagert. Die einen hielten die Sache für unglaublich, die anderen glaubten sie nur allzugern und meinten, früher oder später habe es ja soweit kommen müssen; aufs lebhafteste interessiert waren alle. Sie scharten sich vor der Kirche und dem Gemeinschaftshaus zusammen, hofften, einen Blick auf das Kind werfen zu können und wollten auf keinen Fall versäumen, was der Priester zu sagen hatte, sobald er sich zeigen würde.

Wer, wie Sebastian, aus dem Nachbardorf stammte, wurde ebenfalls von den Umstehenden mit Fragen über die Hexe und deren Tochter bedrängt.

»Und wo ist Klaus? Und wo ist sein Weib?« begann man zu rufen.

Niemand erinnerte sich, die beiden heute bereits gesehen zu haben. Hatte man auch sie in Gewahrsam genommen? Steckten sie nun zu dritt hinter Gittern? Die Männer, die Agnes aus dem Haus getragen hatten, gaben ihre Version der Geschichte zum besten, verliehen ihr mit jeder Wiederholung eine neue Wendung, schmückten sie mit Übertreibungen aus, und am späten Vormittag gingen bereits ein Dutzend verschiedener Mutmaßungen von Mund zu Mund.

Die Frauen ängstigten sich auf einmal um ihre Kinder, die Männer gleichermaßen um ihr Vieh und die Ernte. Ob die kleine Hexe auch sie verwünschen konnte? Und was sollte man von der Katze halten? War das ein gewöhnliches Tier oder ein Teufel? Und wo hielt sie sich versteckt?

Klaus, der die ganze Zeit stumpf auf dem Feld gearbeitet hatte und sich dabei gezwungen hatte, an nichts sonst zu denken, wurde schließlich von einigen Sendboten gestellt und ins Dorf gezerrt. Man überschüttete ihn mit Fragen, rempelte ihn ohne Ursache an, und er erstickte fast vor Wut und Angst.

Und wo war Wilhelmina? Auch nach ihr hatte man gesucht, das Haus aber verlassen vorgefunden. Der Mob durchkämmte die ganze Einrichtung nach Beweisstücken für Hexerei, ohne freilich zu wissen, wonach man eigentlich forschte. Der geringste verdächtige Gegenstand hätte genügt, aber da war nichts in der Stube, das es nicht auch in jeder anderen Stube gab, abgesehen von einer Schachtel mit glattrunden Kieselsteinen und getrockneten Beeren und Blättern, die bei der ersten Berührung zu Pulver zerstoben.

Diese Schachtel hielten die Leute Klaus unter die Nase und forderten Auskunft, was die seltsame Sammlung zu bedeuten habe. Er antwortete weder auf die vielen Fragen, noch wies er die Vorwürfe und Beleidigungen zurück, denn ihm war klar, daß niemand seinen Worten Glauben schenken würde, sondern sie nur zu seinen Ungunsten verdrehen würde, so unersättlich war die allgemeine Begierde nach sensationellen Beweisen.

Alle erinnerten sich plötzlich an das Kind, das sie seit Jahren fast vergessen hatten, und Josef wußte nun genau, daß ihn die Kleine seinerzeit, als sie allein aus dem Wald gekommen war, nur mit ihrem Blick gezwungen hatte, sie ins Dorf zu bringen. Er empfand das nicht einmal als Lüge. Sieben Jahre waren vergangen. In Wahrheit hatte er bloß noch eine vage Vorstellung von jenem Tag und füllte die Lücken mit Eindrücken aus jüngster Zeit. Für ihn waren die Agnes von damals und die Agnes von heute ein und dasselbe – und das Kind war eine Hexe. Dafür gab es Beweise: Mit eigenen Augen hatte er sich davon überzeugt, und den Rest hatte ihm Sebastian erzählt.

Als sich der Priester endlich zeigte – lang genug hatte er verdattert im Haus gewartet, weil er nicht wußte, wie er heute seinen Schäfchen gegenübertreten sollte –, stürmten alle auf ihn ein, überschrien einander, wollten Tatsachen hören, forderten Auskunft, ob wirklich eine Hexe unter ihnen war, und wenn ja, was nun mit ihr geschehen werde.

Der Priester verschaffte sich mit erhobener Hand Ruhe. Klaus, der von zwei Männern geradezu wie ein Gefangener gehalten wurde, wartete ebenso ängstlich wie alle anderen auf die Worte des Priesters. Sein Herz klopfte zum Zerspringen, und für einen Augenblick begriff er, wie dem stummen Kind zumute gewesen sein mochte. Was nützt selbst die Kunst der Sprache, wenn dich keiner verstehen will? Und wo war seine Frau? Was war ihr widerfahren? Was war geschehen, seit er heute früh so zeitig aufs Feld gegangen war? In dieser schrecklichen Unsicherheit erhoffte er sich Klarheit von der Mitteilung des Priesters.

Endlich flaute der Lärm etwas ab, so daß sich der Priester verständlich machen konnte, und als guter Hirte rügte er zunächst seine Herde für ihr ungebührliches Verhalten. Als er Klaus in der Menge sah, mit angespanntem Gesicht lauschend, rechts und links gewaltsam an den Armen festgehalten, unterbrach er seine Tirade und befahl den Männern, ihn loszulassen. »Wie könnt ihr es wagen, die Entscheidung in die eigene Hand zu nehmen?!« rief er den selbsternannten Ordnungshütern zu. »Wie könnt ihr es wagen, ohne Federlesens über euren Nachbarn zu richten?«

»Wo bleibt sein Weib?« erwiderte einer der Angesprochenen trotzig. »Wir haben sie gesucht, aber nicht gefunden.«

»Hört her, Leute«, fuhr der Priester fort, ohne den Einwand zu beachten. »Das Kind ist bei mir. Es steht unter meiner Beobachtung. Gegen das Kind wurden Anschuldigungen vorgebracht, die berechtigt oder unberechtigt sein mögen, aber selbstverständlich zunächst untersucht werden müssen. Euer gewaltsames Benehmen und eure lächerlichen Vermutungen sind der Sache auf keinen Fall dienlich.«

»Es gibt genügend Mittel, herauszufinden, ob sie eine Hexe ist!« rief jemand aus dem Hintergrund.

»Werft sie in den Fluß!« schrie ein anderer. »Es ist erwiesen, daß Hexen nicht ersaufen.«

Der Mann, der den Behälter mit den bescheidenen Schätzen von Agnes hütete, drängte sich vor und drückte dem Priester seinen Fund in die Hand. »Sie soll Euch erklären, wofür sie diese Sachen braucht«, forderte er. »Sie hat die Schachtel in ihrem Haus beim Feuerholz versteckt.«

Der Priester öffnete den Deckel, und während er den Inhalt musterte, schwoll das Gemurmel neuerlich an.

»Steine, Beeren, trockene Blätter?« sagte er schließlich, und seiner erhobenen Stimme war zu entnehmen, daß er es läppisch fand, solchen harmlosen Besitztümern besondere Bedeutung zuzumessen. »Das ist bloß Kinderspielzeug, nicht mehr.«

»Sag du es uns, Klaus! Sag es uns! Ist sie eine Hexe? Wir wissen, daß du im Wald warst. Ist sie eine Hexe? Ist deine Tochter eine Hexe? Komm schon, heraus mit der Sprache! Verrate uns, ob sie eine Hexe ist!«

»Sie ist nicht meine Tochter!« rief er. »Ich gab ihr ein Zuhause, aber sie ist nicht meine Tochter. Und ob sie eine Hexe ist – wenn euch bereits ein paar Steine und Beeren genügen, sie zu verdammen, dann gnade euch allen Gott!«

»Bring sie zum Reden! Bring sie zum Reden!« meldete sich eine andere Stimme. »Klaus sagt, im Wald hätte sie geredet. Wenn sie dort sprechen konnte, kann sie es auch hier, vor uns allen. Wir wollen sie reden hören!«

Die Menge quittierte diese Worte mit lebhafter Zustimmung. Der Priester war erschüttert über die erhitzten Gemüter. Er wußte nicht, was er tun sollte. Er hatte die ganze Nacht kaum ein Auge zugemacht, hatte fortwährend über das Kind nachgedacht, Wilhelminas verzweifelte Frage im Ohr: »Wie soll sie sich denn verteidigen, wenn sie stumm ist?«

Ja, wer würde bei einer Verhandlung für Agnes sprechen? Genügte es, sich auf ein Gottesgericht einzulassen? Würde Gott wirklich für sie eintreten, falls sie unschuldig war, oder zumindest ein Zeichen geben? Und wenn, würde es deutlich genug ausfallen, auf daß sie es verstanden?

Der Priester erkannte, daß seine Zweifel ketzerisch waren, aber noch nie im Leben hatte er es mit einem so seltsamen Kind zu tun gehabt. Und auch Klaus wirkte, bei aller Aufrichtigkeit, unsicher und ratlos. Sollte er, der Priester, lieber Josef glauben, einem notorischen Faulpelz und Nichtsnutz? Oder Sebastian, einem Fremden, der mit seiner Geschichte erst herausgerückt war, nachdem er vergeblich versucht hatte, sich sein Schweigen von Klaus erkaufen zu lassen?

Und was würden die Dörfler glauben? Sie alle hatten Angst, weil Agnes so anders war. Und einige von ihnen neideten Klaus das Glück, das ihm stets hold war – wenigstens, was seine Felder und sein Vieh betraf –, und aus demselben Grund waren viele Frauen auf Wilhelmina eifersüchtig. Wo war Wilhelmina jetzt, die Ärmste, die soviel Liebe gegeben hatte und dennoch zweimal bitter enttäuscht worden war? Wie gut verstand sie dieses stumme, unzugängliche Kind wirklich, das in dieser Stunde in der kargen Zelle neben der Sakristei auf einer Pritsche hockte, wie eine Verrückte den Körper hin und her wiegte, körperlich gesehen wieder bei Bewußtsein, aber geistig völlig abwesend? War sie eine Närrin? War sie eine Hexe? War sie bloß eine jener ungewöhnlichen Launen der Natur, die ein Mensch in seiner Unwissenheit nie begreifen würde? Er erinnerte sich an die Worte, die Klaus gestammelt hatte: »Sie war liebenswert. Sie kam mir wie ein Engel vor …«

Engel, Teufel, Hexe, Närrin. Was war dieses Geschöpf, das alle Liebe zurückwies und doch im Wald eine Katze liebte? Wie konnte man ihm Gerechtigkeit widerfahren lassen? War auch nur einem in dieser verängstigten, nach Menschenhatz gierenden Menge an der Wahrheit gelegen?

Hatte der Priester bislang gehofft, ein paar Tage zu gewinnen, um das Kind zu beobachten und daraus eine persönliche Schlußfolgerung zu ziehen, sah er nun die Vergeblichkeit dieser Hoffnung ein. Agnes würde ihm überhaupt nichts sagen, und von Klaus und Wilhelmina war nicht mehr zu erwarten als das, was sie bereits zugegeben hatten. Genügte das, Agnes zu verdammen? Der Priester war unschlüssig. Wenn doch nur jemand die Herkunft des Kindes bezeugen könnte! War sie mit Gewißheit die Tochter jener Hexe, die man in Sebastians Dorf gehängt hatte? Das würde als Beweis für eine Verurteilung reichen, selbst wenn die Katze unauffindbar blieb.

Abermals hob er die Hand und gebot Stille.

»Ich habe mich entschlossen, das Urteil euch zu überlassen. Aber zuvor brauchen wir zusätzliche Beweise. Geht ein paar Mann in den Wald und sucht die Katze. Findet ihr sie, tot oder lebendig, müßt ihr sie mir auf der Stelle bringen. Wer aus Sebastians Dorf kommt, soll der Reihe nach aufgerufen werden und bestätigen oder widerrufen, was Sebastian uns erzählt hat. Und euch ist hoffentlich bewußt, daß ihr unter Eid steht und die Wahrheit sagen müßt. Ihr anderen aber geht zurück an eure Arbeit, bis die Verhandlung eröffnet wird. Und ich will nichts mehr, gar nichts mehr von Aufruhr und Gewalt hören.«

Der Dorfvorsteher besprach sich mit einigen Männern, und gemeinsam traten sie auf Klaus zu. »Du hast das Kind zuletzt mit der Katze gesehen. Wir fordern dich auf, uns an die Stelle zu begleiten und mit uns zu suchen. Oder willst du dich weigern?«

Klaus schüttelte den Kopf. Er wußte, daß jeder Widerstand sinnlos war. Also führte er die Männer zu der Lichtung, auf der Agnes die einzigen glücklichen Stunden ihres Lebens verbracht hatte. Er antwortete nur auf die wesentlichsten Fragen und machte sich große Sorgen um das Wohlergehen seiner Frau.

Wann würde dieser Alptraum enden, der ihre gesamte Existenz gefährdete? War es ein Alptraum oder Wirklichkeit? Wer und was war dieses Kind, dem er den Namen seiner Tochter gegeben hatte? Würden sie das jemals herausfinden – und wenn, würde es dann nicht schon zu spät sein, dem Untergang zu entkommen?

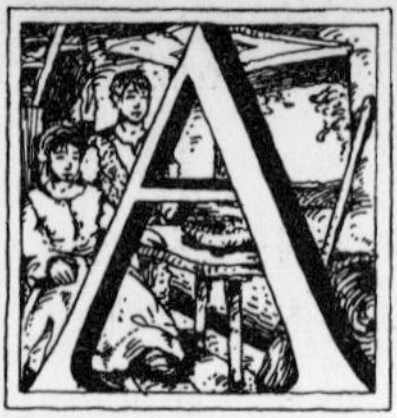

Als Klaus auf der Suche nach der Katze zur Lichtung zurückkehrte, war Wilhelmina längst weit fort. Sie fragte sich nicht, was heute vormittag im Dorf vorgehen mochte, sondern konzentrierte sich darauf, ein sicheres Versteck für das Tier zu finden, um es Agnes zuliebe zu retten.

In der Eile und in ihrer Angst hatte sie die Katze kaum näher betrachtet und nur festgestellt, daß ihr Leben gerade noch an einem Faden hing. Das kam vom großen Blutverlust, den das Tier über Nacht erlitten hatte, und daher hatte es sich mit mattem Blinzeln schlaff und willenlos unter den Deckel in den Korb legen lassen. Weder rührte es sich darin, noch gab es einen Laut von sich, als Wilhelmina nun auf schnellstem Weg den einzigen Ort aufsuchte, der ihr vor Späherblicken sicher schien, den Platz beim Bach, wo die sieben Steine lagen. Ehe sie nicht den erreicht haben würde, fühlte sie sich nicht wohl in ihrer Haut.

Das Sonnenlicht glitzerte hell auf dem Wasser, die Eiben dahinter standen im Schatten, und die Schüssel mit dem Quark, den Wilhelmina gestern abend gebracht hatte, lag umgekippt auf dem Stein in der Mitte und war leer.

Niemand wagte sich je in den Eibenhain, in dem es selbst am hellsten Tag dunkel blieb. So still und unheimlich war es dort zwischen den Kriechpflanzen, die wie ein Teppich den Boden bedeckten und unter deren breitschirmigen Blättern Giftpilze wucherten, daß Wilhelmina nur der Not gehorchend und im Vertrauen auf die Waldgeister ihre instinktive Angst überwand.

Als sie in den Schatten trat, spürte sie sofort, wie klamm und kalt es hier war, wo nie ein Sonnenstrahl hinreichte. Sie stellte den Korb auf eine Wurzel, lüpfte mit zitternden Fingern den Deckel und betrachtete eingehend das Geschöpf, das sie gerettet hatte – ob Tier oder Hexe, wußte sie nicht, aber jedenfalls brauchte Agnes dieses Wesen wie die Luft zum Atmen.

Dieses traurige, zerzauste Fellknäuel war also eine Katze! Wilhelmina verstand nicht, wie Klaus vor einem solchen Tier erschrecken konnte. Aber vielleicht war die Katze dem Tod so nahe, daß sie ihre Zauberkraft eingebüßt hatte. Unbewußt schüttelte Wilhelmina den Kopf und fragte sich, was eigentlich an dem schwarzen Ding angsteinflößend sein sollte. Warum hatte Agnes es so geliebt? Warum hatten Klaus und Josef es so gefürchtet?

Es rührte sich ein wenig, zuckte mit den Ohren, öffnete einen Spaltbreit die Augen. Sie waren verschleiert, das erinnerte Wilhelmina an Agnes. Tote Augen. Leblose Augen. War Wilhelmina zu spät gekommen? Hatte sie die Katze nur gerettet, um sie jetzt verenden zu sehen?

Sie lief zum Bach, wusch die Schüssel aus und füllte sie mit Wasser. Dann nahm sie die Katze behutsam aus dem Korb und setzte sie neben der Schüssel auf die Erde. Das Tier hob überraschend behende den Kopf, und schon richtete es sich halb auf, so sehr von Durst geplagt, daß es seine Schwäche überwand, und begann gierig zu schlabbern. Bald hörte Wilhelmina die rauhe Zunge über den trockenen Boden raspeln. Sie füllte die Schüssel ein zweites Mal, und als sie zuschaute, wie eifrig die Katze ihren Durst löschte, entspannten sich ihre Züge, und sie mußte lächeln. Diese Katze würde überleben! Wer solchen Durst hatte, starb nicht so leicht.

Und weil sie die Schwarze nun aus der Nähe anschauen und ihre Bewegungen beobachten konnte, hatte sie bald heraus, daß das ein Tier wie jedes andere war. Auch in der Bibel war von allerlei seltsamem Getier die Rede, wie sie es noch nie zu Gesicht bekommen hatte, und seltsam hieß noch lange nicht böse. Wilhelmina entdeckte am Hals des Tieres die Narbe von der Schlinge, und das wiederum erinnerte sie an den Mann mit dem Tanzbären, der einmal ins Dorf gekommen war. Der riesige Bär hatte einen eisernen Ring um den Hals getragen, und ihr war damals aufgefallen, daß der dichte Pelz an dieser Stelle ganz abgerieben war. Vielleicht hatte man auch die Katze irgendwann einmal gefangengehalten. Vielleicht war sie deshalb so zahm.

Nun hatte Wilhelmina keine Angst mehr, und sie war überzeugt, daß an der Verbundenheit des Kindes mit der Katze nichts Böses sein konnte. Wenn nur Klaus das Tier jetzt sehen würde! Dann wäre auch er ihrer Meinung gewesen.

Sie überlegte, ob sie die Katze nicht besser nach Hause bringen sollte, statt sie im Hain zu verstecken, blieb aber dann bei ihrem ursprünglichen Plan. Sie würde das Tier hier pflegen, ihm Essen bringen, falls erforderlich seine Wunden reinigen, es für Agnes in ihre Obhut nehmen. Neue Hoffnung erfüllte Wilhelmina. Sie wollte nicht glauben, daß die Leute aus dem Dorf ihre kleine Tochter nur deshalb verdammen würden, weil sie anders war als alle anderen.

Die Katze ließ es zu, daß Wilhelmina ihre Verletzung untersuchte, und daß sie sich dabei an Wilhelminas Arm krallte, geschah nicht aus böser Absicht, sondern aus verständlicher Angst. Ein paar leise Worte genügten, sie zu beruhigen, und Wilhelmina sah, daß die Wunden von selbst heilen würden. Jedenfalls bluteten sie nicht mehr. Die Katze rieb mit dem Kopf und der Schnauze gegen Wilhelminas Arm, und aus ihrer Kehle quoll ein seltsamer, sanfter Laut, als sänge sie zufrieden vor sich hin. Als Wilhelmina dem lauschte, wurde ihr ganz weich ums Herz.

In diesem Augenblick hörte sie Stimmen, und als sie aufblickte, sah sie eine Rotte Nachbarn vom Bach her kommen. Mit stürmischem Eifer stapften sie durchs hohe Gras den Hügel herauf. Hatte jemand Wilhelmina hierherkommen sehen? Hielten sie wirklich nach ihr Ausschau?

Hastig steckte sie die Katze wieder in den Korb und stülpte den Deckel darauf. Mit bloßen Händen hob sie die weiche Erde aus, schaufelte sie über den Korb, versteckte ihn auch unter morschen Ästen und Efeuranken.

Ob die Nachbarn sie finden würden, wenn sie sich hinter einem Stamm verbarg und ganz stillhielt? Und wenn man sie trotzdem entdeckte?

Jetzt hatte die Schar den Bach erreicht und blieb am Ufer stehen. Wilhelmina konnte jedes Wort deutlich hören und jedes der vertrauten Gesichter erkennen. Drei von ihnen waren Frauen, die gelegentlich hierhergekommen waren und ein Opfer dargebracht hatten. Sie zeigten zum Hain.

»Dort drüben ist sie. Bestimmt. Wo sonst sollte sie sich verkriechen?«

Wilhelminas Herz klopfte zum Zerspringen. So dicht wie möglich drückte sie sich an den Stamm, spürte seine unnachgiebige Härte wie einen Trost. Gewiß würde er sie vor dem Entdecktwerden schützen. Die Leute durften sich bloß nicht herüberwagen.

Aber die Nachbarn waren heute ebenso tapfer wie Wilhelmina, und wenig später sah sie sich von ihnen umzingelt. Unbekümmert laut und selbstsicher trampelten sie den Efeu und die Pilze nieder und stießen auch bald auf den Korb, den Wilhelmina in der Eile nur unzureichend getarnt hatte. Einer der Männer schob mit der Schuhspitze den Deckel weg und gab den Blick auf die zusammengekrümmte, verschreckte Katze frei.

Die Katze spürte, daß hier Feinde waren, und fauchte. Mit den eng angelegten Ohren und dem drohenden Ausdruck der tiefliegenden Augen sah sie so angriffslustig aus, daß die Nachbarn unwillkürlich zurückwichen und sich bekreuzigten. Keiner brachte den Mut auf, sie anzufassen, aber Wilhelmina traute dem nicht, und sie sprang hin und stülpte den Deckel über den Korb.

Als sie sich aufrichtete, schrie eine der Frauen: »Hexe!«, spuckte ihr ins Gesicht und riß ihr das Schultertuch vom Leib. Sie wären auf der Stelle über Wilhelmina hergefallen, hätten die Männer sie nicht daran gehindert, und einer rief warnend: »Rührt sie nicht an, sonst verflucht sie euch!«

»Heb den Korb auf!« befahl ein anderer und versetzte ihr einen heftigen Stoß, wie um zu beweisen, daß er mutiger und weniger abergläubisch war als seine Gefährten.

Wilhelmina starrte ihn fassungslos an. War das wirklich Erich, der ihrem Mann so oft bei der Ernte geholfen hatte und wiederholt mit Weib und Kindern zum Abendessen Gast an ihrem Tisch gewesen war?

»Mach schon! Nimm den Korb mit dem Biest. Du hättest nicht versuchen sollen, es zu verstecken. Das wirst du bitter büßen.«

Wieder schlug er zu und hätte Wilhelmina beinahe umgestoßen. Sie gehorchte schweigend. Jetzt erst verstand sie, warum Klaus sich um sie alle so geängstigt hatte.

Man brachte Wilhelmina zum Gemeinschaftshaus, in dem sie nie zuvor so viele Menschen auf einmal gesehen hatte. Vergeblich hielt sie unter den erregten, erwartungsvollen Gesichtern Ausschau nach Klaus. Sie erkannte in der Menge die Frau aus dem Nachbardorf, der sie das Obst geschenkt hatte – war das wirklich erst wenige Tage her? Aber Agnes war nicht zu sehen, und Wilhelmina fragte sich, was ihr zugestoßen sein mochte.

Man drängte sie, die immer noch den Korb hielt, in eine Ecke, und mehrere Männer umringten sie und nahmen mit dem Rücken zu ihr Aufstellung. Trotzdem wurde sie immer noch angerempelt, und einige Leute starrten sie an, als hätten sie sie noch nie gesehen. Zwischendurch entdeckte sie Josef, der noch immer diesen Schurken Sebastian zur Seite hatte, aber als sich ihre Blicke zufällig kreuzten, schaute er schnell in eine andere Richtung.

Dann fiel ihr auf, daß einer sie unverwandt beobachtete, ein Mann, der selbst im allgemeinen Gedränge auf Abstand bedacht war. Etwas an seiner Haltung machte die verängstigte Frau auf ihn aufmerksam. Warum schaute er sie so an? Wer war er? Wenn sie nicht irrte, war er der einzige, dem das Geschehen weder zu gefallen noch zu erhitzen schien. Aus seinen schwarzen Augen sprachen nur Verbitterung und Abscheu – und ein noch intensiveres Gefühl, das Wilhelmina nicht zu deuten vermochte. Warum beobachtete er sie? Was wollte er?

Endlos stand sie da, in die Ecke gedrängt, die Füße im Stroh, das den fremden Gästen als Lager gedient hatte. Ihr Herz hämmerte. Ihre Wangen glühten. Wo waren Klaus und Agnes? Was hatten diese Menschen vor, die noch gestern ihre Nachbarn gewesen waren?

Ihr Blick irrte von Gesicht zu Gesicht, suchte nach einem Zeichen der Freundschaft, aber die meisten starrten nur den Korb an, in dem das gefährliche Biest gefangen war. Und wer Wilhelmina doch einmal in die Augen schaute, wandte sich hastig wieder ab – ob aus Scham oder Angst, wußte sie nicht. Und immer noch ruhte der Blick des seltsamen Fremden auf ihr. Als läge er insgeheim im Widerstreit mit sich selbst.

Dann trat der Priester ein, gefolgt von mehreren Männer, darunter Klaus. Der stieß einen Schrei aus, als er seine Frau in der Ecke gefangen sah, aber man ließ ihn nicht zu ihr.

Der Priester rief um Ruhe, und sobald er sich Gehör verschafft hatte, begann er seine Ansprache.

»Nachbarn«, sagte er, »wir haben uns heute hier versammelt, um über einige ungewöhnliche Geschehnisse zu befinden. Ich nehme an, daß jeder von euch die Geschichte kennt, die Josef und Sebastian uns eröffnet haben, aber da mittlerweile Tatsachen und Gerüchte durcheinander gerieten, wird es das beste sein, wenn ich uns zunächst über die Einzelheiten Klarheit verschaffe.«

»Wo ist das Kind? Wir wollen das Kind sehen!«

»Seine Anwesenheit würde uns nicht nützen«, erwiderte der Priester. »Es kann nicht sprechen, und da ich es nun in

Gewahrsam hatte, konnte ich mich zweifelsfrei davon überzeugen, daß es verblödet ist.«

Anschließend legte er die Fakten vor, so wie sie sich ihm aus Josefs und Sebastians Schilderungen darstellten, und noch während seiner Rede begannen die Leute zu murmeln und fingen Streit an. Wiederholt mußte der Priester energisch um Ruhe bitten, und erst am Ende seiner Ausführungen, als er die wichtigsten Punkte noch einmal zusammenfaßte, hörten ihm wirklich alle zu.

»Sebastian hat erklärt, daß die Frau eine Hexe war und das Kind, obwohl es unter mysteriösen Begleitumständen auftauchte, ihre Tochter gewesen sei. Er hat ferner behauptet, daß es sich um dasselbe Kind handele wie jenes, das wir als Agnes kennen. Und daß die Katze, die sich in ihrer Begleitung befindet, aufgrund eines bösen Zaubers die Wiedergeburt ihrer toten Mutter sei, was durch das vom Galgenstrick herrührende Mal am Hals des Tieres belegt sei. Ob die leibliche Tochter des Klaus vermittels Hexerei sterben mußte, um dem anderen Kind für dessen späteres Auftauchen Platz zu machen, wird sich nur schwer beweisen lassen. Was wir aber hier und heute bestätigen oder widerlegen müssen, ist, ob die beiden Männer die Wahrheit sprachen.«

Sebastian erzählte noch einmal seine Geschichte und ergänzte sie durch Einzelheiten, die er bislang übersehen oder sich noch nicht ausgedacht hatte, und als er damit zu Ende gekommen war, hatte er die Mehrheit eindeutig hinter sich. Dann kam Josef an die Reihe, um ebenfalls zu wiederholen, was er gesehen hatte. Er gab einen schlechten

Berichterstatter ab und überzeugte allein durch seine Unerschrockenheit.

Nun wurde Klaus aufgerufen. Der weigerte sich aber, auch nur ein Wort zur Bekräftigung oder Zurücknahme dessen zu sagen, was er am Vorabend dem Priester gestanden hatte. Jemand warf einen Stein nach ihm, traf Klaus an der Wange, und Wilhelmina stieß einen Schrei aus.

Sie war die letzte. Man führte sie, die noch immer schützend den Arm um den Korb gelegt hatte, dem Priester vor, und die Umstehenden machten ihr rasch Platz, damit Wilhelmina nur ja keinen berühren konnte. Voll Angst und Argwohn starrten sie auf den Korb, als enthielte der sämtliche Übel der Welt. Nachdem der Priester Wilhelmina aufgefordert hatte, das Tier herauszunehmen und allen zu zeigen, wurde es totenstill im Raum. Jeder hielt den Atem an und bekreuzigte sich, der Priester nicht ausgenommen.

»Achtet auf die Narbe von der Schlinge!« übertönte Sebastian die Angstschreie und Rufe der Abscheu, die nach der ersten Schrecksekunde laut geworden waren. »Das Mal ist so schwarz wie die Hexe selbst, das kann keiner bestreiten.«

»Warum wolltet Ihr dieses Tier verstecken?« fragte der Priester, dem man diesen Umstand mittlerweile hinterbracht hatte.

»Nur, um es für Agnes zu retten. Es ist ein harmloses Geschöpf. In ihm steckt nichts Böses. Es ist nichts weiter als eine gewöhnliche Katze, die einem kleinen Mädchen ein paar schöne Stunden geschenkt hat.«

Die Menge heulte wütend auf.

»Und außerdem ist sie eine Hexe! Wahrscheinlich hat sie seinerzeit deine leibliche Tochter umgebracht!«

Das war zuviel für Klaus.

»Heidnische Wilde!« brüllte er. »Ihr wißt nicht mehr, was ihr redet! Ihr seid verrückt! Ihr seid ja alle verrückt geworden!« Er wollte sich zu seiner Frau durchkämpfen, doch ein halbes Dutzend Männer hielt ihn zurück und genoß seine Verzweiflung.

Auf einmal, ohne daß Klaus ahnte, wer ihm da wie und warum zur Hilfe eilte, griff ein kräftiger Arm ein, machte sich ein Fremder seinen Kampf zu eigen, stieß und zerrte seine Widersacher zur Seite, und im Nu waren die Umstehenden zu Dutzenden in ein erbittertes Handgemenge verwickelt, mochte der Priester auch noch so lauthals nach Ordnung rufen. Ellbogen und Beine wirbelten durch die Luft, teilten mehr oder minder gut gezielte Treffer aus, die in der Hitze des Gefechts zunächst wirkungslos verpufften – und plötzlich war Klaus in dem heillosen Tumult freigekommen und fand sich seiner Frau gegenüber. Sie preßte die Katze an die Brust, als wolle sie das Tier vor aller Welt schützen, ungeachtet seines üblen Rufs und der bösen Folgen, die das für sie haben konnte. Die wilde Entschlossenheit, die ihre Züge verzerrte, galt Klaus nicht weniger als den Widersachern ringsum.

»Wilhelmina!« keuchte er mühsam, dann starrte er bloß noch verwirrt den Mann an, der ihm aus der Klemme

geholfen hatte, sich nach wie vor mit Hieben und Tritten gegen jeden wehrte, der ihn, den Unruhestifter, aus dem Saal werfen wollte. Es war einer der Fremden aus dem

Nachbardorf, und zwar jener, dem Klaus in der Schenke zugehört hatte. Warum setzte er sich jetzt solcher Gefahr aus? Heute begriff Klaus rein gar nichts mehr.

Die Schlacht tobte unmittelbar vor dem Priester, der in aller Eile zurückwich, um nicht selbst Hiebe abzubekommen.

»Werft ihn hinaus! Fort mit ihm! Was fällt ihm denn ein?«

Die unerträgliche Anspannung, unter der alle standen, bewirkte, daß jeder, der sich in der Nähe des Fremden befand, hysterisch über ihn herfiel, daß man unter Kreischen und Brüllen die Fäuste schwang – und oft genug dabei den eigenen Nachbarn traf.

Klaus hielt sich ohne schlechtes Gewissen aus der Schlägerei heraus. Ihm war nicht einmal bewußt, daß er selbst sie unbeabsichtigt ausgelöst hatte, weil er die Leute heidnische Wilde genannt hatte und obendrein seiner Frau zu Hilfe eilen wollte.

Martin war jetzt übel dran. Fast hatte man ihn trotz hartnäckiger Gegenwehr in die Knie gezwungen. Sein Kopfverband war ihm abhanden gekommen, und die alte Wunde blutete erneut, heftiger noch als die Nase.

Nun begann Klaus erschrocken zu ahnen, wie rasch sich die Meute ebenso maßlos auch gegen ihn, seine Frau und das Kind wenden konnte. Und niemand würde ihm beistehen, nur dieser Fremde, der verrückt sein mußte, weil er sich in den Streit eingemischt hatte, und den die anderen nun in blinder Wut mit aller Gewalt zum Schweigen bringen wollten, obwohl er noch kein Wort gesagt hatte.

Klaus wurde durch eine Bewegung an seiner Seite abgelenkt: Wilhelmina dachte selbst in diesem Augenblick nur daran, um jeden Preis das Leben der Katze zu retten. Behutsam bettete sie das Tier in den Korb, drückte ihn an sich, schirmte ihn mit den Armen ab, und weil die Dörfler vor jeder Berührung mit ihr zurückschreckten, blieb sie vom Getümmel der Leiber vorerst verschont. Aber Klaus wußte, daß ein einziger Funke genügte, und die feigen Memmen würden sich auch ihrer bemächtigen und sie und die Katze in Stücke reißen.

In wilder Verzweiflung schaute er sich um. Gab es denn keine Möglichkeit, unbemerkt aus diesem Tollhaus zu fliehen? Als sei das ganze Universum aus den Fugen geraten, ging es in diesem kleinen Saal zu, in dem sie sich bisher stets zu Gesang und Gelächter versammelt hatten und im schlimmsten Fall den Ermahnungen des Dorfvorstehers oder des Priesters ausgeliefert waren. Und nun ließ sich ein Fremder hier für eine Sache zusammenschlagen, die ihn gar nicht betraf, und nicht einmal der Priester wurde der Lage Herr.

Martin wehrte sich nicht länger und wurde von zahlreichen Händen zum Ausgang gestoßen. Dort aber gelang es ihm, sich gegen den Türrahmen zu stemmen, und statt endgültig aufzugeben, brüllte er in den Saal, in dem es unvermutet leiser geworden war: »Ich habe ein Recht, zu sprechen. Ich fordere Gehör. Ich verlange Gerechtigkeit. Gerechtigkeit! Ihr dürft mich nicht hinauswerfen, ohne mich zuvor angehört zu haben. Hört mich an. Mehr verlange ich nicht. Hört mich an! Ehe ihr nicht erfahren habt, was ich zu sagen habe, könnt ihr kein gerechtes Urteil fällen.«

Seine Kraft, sein Mut, seine trotz höhnischer Zurückweisung unbeirrte Forderung nach Redefreiheit, aber auch die Neugierde, was er denn so Bedeutsames zu verkünden hatte, brachten seine Widersacher schließlich zur Vernunft. Der Tumult verebbte, und der Priester nützte die Atempause und befahl: »Schafft den Mann auf der Stelle zu mir! Schluß mit den Handgreiflichkeiten. Jeder hat das Recht, zu sprechen und gehört zu werden.«

So wie man ihn eben noch zur Tür gezerrt hatte, zerrte man ihn nun zurück in die Mitte des Saals, wo ihn der Priester, bleich vor Erregung, empfing. Klaus betrachtete Martins grimmiges, angespanntes Gesicht und erkannte sich für einen Augenblick darin selbst wieder. Vor ein paar Stunden war auch er gnadenlos zupackenden Händen und Armen ausgesetzt gewesen. Er wußte nur zu gut, wie hilflos man in solcher Lage war. Aber er, Klaus, war immerhin klug gewesen, sich nicht zur Wehr zu setzen, während dieser Mann wie ein Löwe gekämpft hatte, noch dazu in einer Schlacht, die ihn nicht betraf. Warum nur? Warum? Was bewog ihn dazu?

Die Blicke des Priesters und des Fremden begegneten sich, und als der Priester erkannte, wer dieser Störenfried war, wich sein Zorn unverhohlenem Staunen. Er hatte Martin bisher für einen besonnenen, friedfertigen Menschen gehalten und schämte sich beinahe dafür, daß man einen Menschen, den er durchaus achtete, vor seinen Augen derart grober Behandlung ausgesetzt hatte.

»Was ist Euch bekannt?« fuhr er Martin an, weil ihm nichts Besseres einfiel, als den Zorn des Gerechten zu mimen. »Falls Ihr etwas zur Klärung des Falles beizutragen habt, ist es Eure Pflicht, uns Rede und Antwort zu stehen. Ihr hättet das gleich tun sollen, statt diesen Aufruhr zu verursachen.«

Martin ließ den ungerechten Vorwurf auf sich ruhen oder überhörte ihn tatsächlich, denn nun, da er endlich ungeteilte Aufmerksamkeit genoß, schien seine Stimme zu versagen. Wilhelmina nahm ihre Schürze ab und reichte sie Martin, damit er das Blut abwischen konnte, das ihm von der Stirn und aus der Nase tropfte. Längst hatte sie Martin als den Mann mit dem gequälten Blick wiedererkannt, den Mann, der sie vorhin so eindringlich angestarrt hatte.

Allmählich wurden die Wartenden ungeduldig und begannen zu murren. Sein Zustand war ihnen gleichgültig, sie wollten hören, was Martin zu sagen hatte, und sie verstummten erst, als er einigermaßen zu Atem gekommen war und das Wort ergriff.

Er sagte: »Ich kenne die Frau aus dem anderen Dorf, und ich kenne das Kind. Ich weiß, wessen Kind es ist, und ich weiß, ob die Tochter jener Frau und eure Agnes ein und dieselbe sind. Von dem, was in diesem Raum gesagt wurde, ist kein Wort wahr. Von Anfang bis Ende nichts als Lügen und Mutmaßungen.«

Die Antwort war ein neuer wütender Aufschrei der Menge, aber diesmal sorgte der Priester schon mit erhobener Hand für Ruhe und sagte: »Dann gebt preis, was Ihr wißt, und laßt uns selber darüber befinden.«

Martin wandte sich seinen unmittelbaren Widersachern und allen anderen im Saal zu, und so still, wie es jetzt wurde, war es seit Beginn der Versammlung nicht gewesen. Was die Leute beeindruckte, was sie in Bann schlug, was die wenigsten unter ihnen mit Worten hätten ausdrücken können, aber die meisten auf Anhieb erkannten, war, daß dieses von alten und neuen Wunden entstellte Antlitz einen inneren Kampf widerspiegelte, der ungleich grausamer war als jener, bei dem Martin soeben so schmerzhafte Treffer hatte einstecken müssen. Hier ging es offenbar um etwas ungeheuer Bedrohliches, um Scham und Schande, um mehr noch: um Ungeahntes und ihnen, den Zuschauern, Unfaßbares.

Alles war mucksmäuschenstill. Alle Augen waren auf Martin gerichtet. Aber von allen, die an seinen Lippen hingen, erschauderten nur zwei vor ängstlicher Erwartung: Klaus und Wilhelmina.

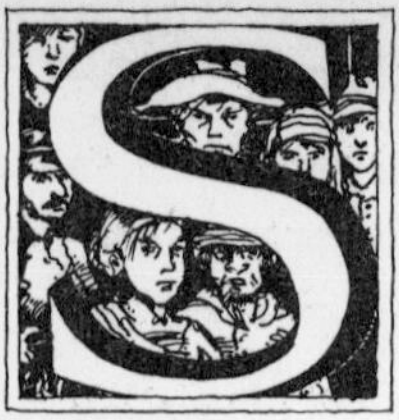

»Sie war keine Hexe«, begann Martin. »Sie ist nie eine Hexe gewesen. Sie war bloß eine arme, unverstandene Frau. Die alte Hella war die einzige, die sie verstand. Als ihre Familie starb, gab Hella ihr ein Heim, und als alle anderen im Dorf ihr den Rücken kehrten, erbarmte sie sich der Ärmsten. Es stimmt, daß sie ein wenig wunderlich war. Sie war einsam. Sie fand nie Anschluß zu Gleichaltrigen, weil jeder vor ihr Angst hatte. Sie war anders. Eine Schwarzhaarige unter Blondköpfen. Eine, die sich dem Priester widersetzte, wenn die anderen vor ihm die Augen niederschlugen. Sie wirkte kalt und herzlos, obwohl sie sanftmütig war wie keine zweite.

Manchmal fiel sie hin, wurde ganz steif und hatte Schaum vor dem Mund. Hella sagte, sie sei bloß krank. Hella hatte gewisse Kräuter, die in solchen Fällen halfen. Hella sagte, sie mache sich Sorgen darüber, wer nach ihrem Tod die Ärmste betreuen würde. Man dürfe sie nicht allein lassen, wenn sie das Hinfällige hatte, weil sie daran ersticken konnte.

Ich kannte die alte Hella gut. Sie hatte mich aufgezogen, wachte über mich, wenn meine Mutter ihrer Arbeit nachging, und später, als mein Weib unsere Kinder zur Welt brachte, war sie bei jeder Geburt dabei. Auf diese Weise lernten wir Lina kennen. Lina, so hieß die junge Frau. Aber nach Hellas Tod nannte sie keiner mehr beim Namen.«

Er unterbrach sich, wurde plötzlich gewahr, daß alle Augen auf ihn gerichtet waren. Das Schlimmste hatte er noch vor sich, und er wußte nicht, ob er den Mut aufbringen würde, es auszusprechen. Wer war bereit, ihn zu verstehen? Der Priester würde ihn verdammen, die Nachbarn ihn abweisen und verachten. Den beiden gutherzigen Fremden, Klaus und Wilhelmina, die ihn jetzt so unverwandt anstarrten, hatte er ahnungslos seine Sünden aufgebürdet. Und doch mußte er, dem Kind zuliebe, die Wahrheit offenbaren, eine Wahrheit, die er all die Jahre sogar vor sich selbst verheimlicht hatte und darüber eigenbrötlerisch und zynisch geworden war – zynisch, weil ausgerechnet er, der sich sein aufrechtes Christentum so zugute hielt, im entscheidenden Augenblick nicht besser gehandelt hatte als Sebastian. Er war feige gewesen, wo Mut gefordert war. Er hatte die Wahrheit verschwiegen, als sie allein Rettung bedeutet hätte. Er hatte auf die erbärmlichste Weise als Mensch versagt.

»Nun?« mahnte der Priester, ungeduldig über Martins Schweigen. »Habt Ihr uns etwas zu sagen oder nicht?«

Als wäre ihm nicht länger bewußt, daß alle ihn anstarrten, als wollte er nun endlich das Geheimnis offenbaren, das auf seiner Seele lastete, und Gott allein zum höchsten Richter aufrufen, fuhr Martin fort:

»Ich hatte eine Tochter, unser zweites Kind, das einzige Mädchen. Ihr Bruder war beinahe zwei Jahre alt, als sie zur Welt kam. Sie war ausnehmend hübsch, und kaum war sie herangewachsen, verliebten sich so gut wie alle jungen Männer in sie. Mag sein, es war meine Schuld, mag sein, die meiner Frau – wir sind wohl beide schuldig geworden. Wir waren stolz auf unsere Älteste, überheblich sogar, bis wir eines Tages entdeckten, daß sie ein Kind unter dem Herzen trug. Der junge Mann, den sie hatte heiraten wollen, war in den Krieg gezogen und wenig später darin umgekommen.

Wir ließen sie nicht aus dem Haus, gaben vor, daß sie sich aus Gram und Schmerz zurückgezogen habe, und so erfuhr keiner unserer Nachbarn von ihrem Zustand. Die alte Hella war unterdessen gestorben, und als die Stunde der Geburt nahte, war Lina die einzige, der wir uns anvertrauen konnten. Sie half das Kind entbinden, aber für meine Tochter wußte sie keinen Rat. Wenig später starb sie.

Die Kleine stellte uns vor Probleme, denen wir nicht gewachsen waren. Wie sollten wir ihr plötzliches Vorhandensein erklären? In unserem Herzeleid konnten wir keinen klaren Gedanken fassen. Allein Lina wußte einen Ausweg. Sie sei immer so einsam, dürfe ohnehin auf keinen Mann hoffen, sie werde das Kind zu sich nehmen. Sie versteht sich darauf, es zu pflegen. Hella habe ihr vieles beigebracht. Und was die Leute im Dorf betraf, da konnte sie nur lachen, sollten die sich doch getrost die Zunge wund reden.

Alles, was sie als Gegenleistung für ihr Schweigen und ihre Güte verlangte, war, daß wir ihr freundschaftlich beistehen sollten, falls sie je in Not geriete. Das zu versprechen, fiel uns leicht.«

Er schnaubte verächtlich.

»Damals hätten wir ihr das Blaue vom Himmel versprochen. Und wir nahmen unsere Verpflichtung ernst. Ich brachte ihr von dem, was wir erwirtschafteten, Gemüse, Obst, Milch. Sie mußte nie Hunger leiden, aber ich kam heimlich zu ihr, und so hat keiner je davon erfahren. Ich hörte das Gerede, das von Mund zu Mund ging, und es tat mir im Herzen weh, denn jetzt wußte ich, wie man im Dorf auch über unsere Tochter gesprochen hätte. Und mir war klar, daß ich, aus Furcht vor der Schande, die Wahrheit niemals verraten würde.

Lina fiel es leichter, alles zu ertragen, denn sie hatte ja nie etwas auf das Geschwätz der Leute gegeben. Und wie es nun einmal um das Gewissen der Menschen bestellt ist, begannen auch wir schon bald, die Wahrheit zu verdrängen, und vergaßen, welch ungeheuren Dienst uns Lina leistete. Ich betrachtete die Kleine nicht einmal als mein Enkelkind.«

Die letzten Worte hatte er in verwundertem Ton gesprochen, als könnte er selbst kaum glauben, wozu ein Mensch fähig war. Dann wurde seine Stimme wieder hart, selbstbezichtigend. Im dicht gedrängten Raum regte sich kein Laut. Wilhelmina weinte still vor sich hin.

»Dem Dorf erwuchsen schwere Zeiten. War eine Krankheit überstanden, kam die nächste. Waren die Banditen fort, überfielen uns die Soldaten. Waren die Kinder wieder genesen, verendete das Vieh. Bald nahmen die Leute das nicht länger ohne Widerspruch hin. Einmütig suchten sie nach einem Sündenbock, einem Opfer. Und einer von uns erhob aus persönlichen Gründen seine anklagende Stimme lauter als alle anderen. Sein Sohn lag im Sterben, und Lina weigerte sich, dem Kind zu helfen, es vielleicht zu retten.«

»Das ist gelogen! Sie hat den Jungen verhext!« fiel ihm Sebastian ins Wort, wurde aber rasch zum Schweigen gebracht, und Martin fuhr fort, als habe er den Einwand überhört.

»Es war nur eine Sache von Stunden. Man nahm sie gefangen, folterte und verurteilte sie. Die blutrünstige Meute war außer Rand und Band geraten und ließ sich durch nichts mehr zur Vernunft bringen. Ich war dabei. Ich war – und Gott ist mein Zeuge – in der ehrlichen Absicht mitgegangen, Lina nach Möglichkeit zu retten. Doch als ich erkannte, in welcher Gemütsverfassung sich die Menge befand, als ich sah, daß nichts sie von ihrem Vorhaben abbringen würde, bekam ich es mit der Angst zu tun und blieb stumm.

Einmal schaute Lina mich an. Ihr gemarterter Blick saugte sich an mir fest, bis ich mich abwandte. Ich war ihre letzte Hoffnung. Das wußten wir beide. Vielleicht hätten die Leute auf mich gehört wie auf Sebastian. Aber in diesem Augenblick hatte ich größere Angst als Lina. Alles, woran ich die Schuld trug, lag offen zutage, und doch war ich unfähig, die rettende Hand auszustrecken. Freundschaftlicher Beistand? Wo blieb die Freundschaft? Ich hatte Angst, nackte Angst.

Ich rannte davon. Ich dachte nicht einmal an das Kind. Es war ihr Kind, ich hatte nichts damit zu tun. Ich verschloß mein Ohr vor Linas Schreien, und als man sie zur

Wegkreuzung brachte, verkroch ich mich in die Stube und suchte nach Ausflüchten für mein Verhalten. Und ich weiß, ich fand sie zur Genüge.

Meine Frau sagte, wir müßten Lina vom Galgen holen. Ich wollte sie davon abhalten, aber sie dachte nicht daran. Sie verließ das Haus, befahl unserem ältesten Sohn, sie zu begleiten, und mir blieb keine andere Wahl, als den beiden zu folgen.

Als wir den Ort erreichten, waren die Leute bereits gegangen. Sie hatten Lina von einem Ast am Hals aufgehängt und zurückgelassen. Lina lebte noch. Man stirbt nicht immer so schnell. Mein Sohn half mir, die Schlinge zu öffnen.

Wir blieben bei Lina, bis sie wieder zu Bewußtsein kam. Mein Weib wollte sie in unser Haus schaffen, aber das ließ ich nicht zu. Ich forderte Lina auf, sich zu verstecken. Ihr blieb genügend Zeit, bis sich das erhitzte Blut der Meute abgekühlt haben würde. Wir richteten Lina auf, lehnten sie gegen den Baum und verließen sie.

An das Kind erinnerte ich mich nicht. Ich meine, es nicht einmal gesehen zu haben.

Als ich später hörte, daß der Körper der Gehenkten verschwunden sei, atmete ich befreit auf. Sie war entkommen. Was tat es schon, daß man ihr geheimnisvolles Verschwinden als Beweis von Hexenzauber ansah? Lina war von Anfang an verdammt gewesen.

Manchmal, des Nachts, fragte ich mich seitdem, was aus ihr und aus dem Kind geworden sein mochte. Heute glaube ich es zu wissen.«

Das Gesicht blutverschmiert und geschwollen, das Gewand zerrissen, stand Martin nach dem verzweifelten Kampf da, den er geführt hatte, um sein Recht auf Anhörung zu wahren. Sein Blick traf jeden im Saal tief ins Herz.

»Was vor sieben Jahren in meinem Dorf geschah, wiederholt sich heute bei euch«, fuhr er fort. »Werdet auch ihr euch den Worten dieses Mannes fügen und einen Mord begehen, so wie wir seinerzeit die arme Frau ums Leben brachten?«

»Sie war eine Hexe!« brüllte Sebastian, äußerst beunruhigt von der Reaktion der Menge auf Martins Rede. Zum ersten Mal erfaßte ihn panische Angst. Die Beichte hatte ihn nicht weniger überrascht als alle anderen, und er bemühte sich, glaubwürdig zu klingen. »Und was ist mit der Katze? Die habt ihr in Fleisch und Blut vor euch, samt dem Mal von der Schlinge um den Hals. Schaut sie euch an, wenn ihr schon meinen Worten nicht glauben wollt. Schaut sie euch an! Da habt ihr den Beweis. Mißtraut meinetwegen meiner Aussage, aber vergewissert euch mit eigenen Augen.« Zwar gab es einiges Gemurmel, doch hatte Sebastian an Überzeugungskraft eingebüßt.

Martin beherrschte die Lage. Er verzichtete auf eine Antwort, und allein sein Schweigen war beredter als jeder Einwand, den Sebastian noch vorzubringen hatte.

Der Priester sagte: »Ich glaube, jetzt sollte uns Josef berichten, was er über die Katze weiß. Aber diesmal wollen wir die Wahrheit hören, ohne Ausschmückungen durch irgendwelche Erfindungen.«

Josef war ganz klein geworden, ja, er war zunächst gar nicht zu finden, denn sobald er merkte, daß Sebastian in schiefes Licht geraten war, hatte er versucht, sich aus dem Saal zu stehlen. Man bekam ihn aber an der Tür zu fassen und stieß ihn zurück. So stand er nun vor dem Priester, der ihn mit strengem, vorwurfsvollem Blick musterte.

»Josef, erinnert Euch, daß Ihr vor Gott geschworen habt, die reine Wahrheit zu sagen. Solltet Ihr uns belogen haben, droht Eurer Seele das Feuer in der Hölle.«

»Es war Sebastian!« platzte Josef heraus. »Er zwang mich, über die Sache mit der Narbe den Mund zu halten. Ich hatte ihm gleich am Anfang alles gestanden. Aber das übrige ist wahr. Das Kind ist verhext. Ganz bestimmt.«

»Was wißt Ihr über die Katze, Josef? Sprecht!«

Zerknirscht und nicht ohne mehrmaliges Drängen beschrieb Josef den Tag im Wald, an dem er das Tier in der Fallschlinge entdeckt hatte, und wie er eine Woche später heimlich dabeigewesen war, als Agnes die Katze pflegte. Und dann mußte er zugeben, die Schlinge selbst ausgelegt zu haben.

»Hättet Ihr gleich die Wahrheit gestanden, wäre es diesem Schurken nicht gelungen, Euch für seine Zwecke zu mißbrauchen«, schalt ihn der Priester. »Wie die Dinge liegen, werdet Ihr Euch für mancherlei verantworten müssen.«

Er wandte sich an Klaus und Wilhelmina, die Seite an Seite standen. »Und nun dürfte es an der Zeit sein, Agnes vorzuführen.« Er schaute Martin an. »Meint Ihr, daß Ihr sie als Euer Enkelkind erkennen könntet?«

»Vielleicht. Vorausgesetzt, sie hat etwas von meiner Tochter an sich.«

»Dann schafft sie her!« befahl der Priester und reichte dem Dorfvorsteher den Schlüssel zur Zelle. »Und laßt uns hoffen, daß das Geheimnis nun ein für allemal gelüftet wird.«

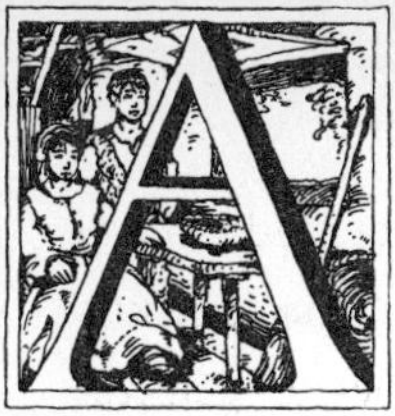

Am Abend zuvor war Agnes in die Kirche gebracht und in der Kammer neben der Sakristei eingeschlossen worden. Der Raum war wie eine Zelle, kalt, beengend, mit einem winzigen Fenster, hoch oben, knapp unter der Decke, und einer staubbedeckten, altersgrauen Pritsche auf dem Boden. Über der Pritsche hing ein Kruzifix an der Wand. In der Ecke waren Brennholz und zerbrochene Stühle aufgestapelt, denn dieses Loch diente nur noch als Rumpelkammer. So wie man Agnes aus dem Bett geholt hatte, bewußtlos und in die Decke gehüllt, hatte man sie hier zurückgelassen.

Am nächsten Morgen erwachte sie wie aus tiefem Schlaf. Als der Priester Agnes zu früher Stunde einer ersten Prüfung unterziehen wollte, saß sie mit gekreuzten Beinen auf der Pritsche, auf der zerknitterten Decke, und pendelte mit dem Oberkörper vor und zurück, manchmal auch hin und her, die Arme an den Brustkorb gepreßt, das Gesicht mit den erloschenen Augen völlig ausdruckslos.

Weder das Geräusch des Schlüssels im Schloß noch der Sonnenstrahl, der jetzt durchs Fenster fiel und ihr direkt ins Gesicht schien, vermochte an ihrem Zustand und dem Rhythmus ihrer Bewegungen etwas zu ändern.

Der Priester trat auf sie zu und ging dann ein paar Schritte zurück, um zu sehen, wie sie darauf reagierte, aber sie nahm ihn überhaupt nicht zur Kenntnis. Er sprach sie an, nannte wiederholt betont laut ihren Namen, doch hätte er ebensogut allein in der Kammer sein können. Agnes war so lebendig wie der verrottende Holzstapel an der Wand, und ihre Bewegungen waren so starr, als hätte man ein Pendel angestoßen, das nun automatisch den Gesetzen der Schwerkraft gehorchte.

Kein Wunder, daß der Priester nicht wußte, wie er über sie befinden sollte. Kein Wunder, daß er es vorzog, das Urteil in die Hände seiner Gemeinde zu legen, der Gott gewiß die gerechte Entscheidung eingeben würde.

Er betete an der Seite des Kindes, erhob seine Stimme auch in ihrem Namen, und Agnes wiegte sich, wiegte sich pausenlos, als wäre er nicht vorhanden.

Wie hätte auch irgend jemand über ihren Zustand urteilen können? Durch den gewaltsamen Verlust der Katze war sie in eine absolute Finsternis gestoßen worden. Nur aus tiefster Liebe und tiefstem Schmerz hatten sich ihr jene zwei Silben entrungen: Agnes, das war die Katze. Agnes, das war sie selbst. Und Agnes war von Klaus durch seine unbedachte Tat im Wald tödlich getroffen worden.

Sie hatte das Bewußtsein verloren, weil sie diese Qual nicht länger ertragen konnte. Und als sie aus ihrer Ohnmacht erwachte, war nur ihr Körper erwacht und hatte wie eine Maschine zu funktionieren begonnen. Ihr Geist blieb von ihrer körperlichen Existenz völlig unbeteiligt. Daß sie in pendelnde, schwankende Bewegungen verfiel, war bloß eine letzte, winzige Zuflucht zu sich selbst, war das ureigene Bedürfnis nach Seelentrost.

Der Priester zog aus ihrem Verhalten den Schluß, sie sei verblödet. Das war die bequemste Lösung für das Unerklärliche und entband ihn, wie immer die Gemeinde auch über Agnes richten würde, jeglicher Verantwortung.

Als man sie am Nachmittag holen kam, um sie vor einer neugierigen und zugleich ratlosen Versammlung zur Schau zu stellen, widersetzte sie sich nicht, sondern ging ganz normal mit – sofern man rein mechanischen Gehorsam als ganz normal bezeichnen kann. Der Dorfvorsteher lieferte Agnes beim Priester ab, um den sich die meisten Anwesenden gruppiert hatten, Klaus, Wilhelmina und Martin in der vordersten Reihe, Sebastian – entschlossen, sich bis zuletzt zu verteidigen – gleich dahinter.

Der Korb stand auf dem Boden, kein Laut drang heraus, und Wilhelmina fürchtete bereits, die Katze könne unterdessen gestorben sein.

Wilhelmina war dem Blick ihres Mannes ausgewichen. Sie wußte nicht, wie er es hinnahm, daß sie sich seinem Willen widersetzt hatte. Sie schämte sich für ihn, schämte sich auch ihrer eigenen Angst, war aber weiterhin entschlossen, die Katze zu retten, wohl wissend, daß dieses Tier für Agnes die einzige Verbindung zur Welt war, die letzte Hoffnung, der unendlichen Hoffnungslosigkeit zu entkommen.

Wenig wurde gesprochen, während alle auf das Eintreffen des Kindes warteten. Jeder dachte an die schrecklichen Szenen, die Agnes mitansehen und miterlitten haben mußte, und vielleicht regte sich da und dort zaghaftes Verständnis für ihr verschlossenes Wesen, ihr Anderssein.

Jetzt begriff auch Wilhelmina so manches am befremdlichen Wesen des Kindes, und aus tiefstem Herzen verlangte es sie danach, Agnes von der Erinnerung an die Schrecknisse zu befreien, die ihr einziger Besitz waren.

Klaus besann sich der ersten Tage, die das Kind unter seinem Dach zugebracht hatte, und er bemühte sich rechtschaffen, wenigstens nachträglich zu verstehen, warum es sämtliche Versuche inniger Annäherung zurückgewiesen hatte. Das wollte ihm selbst jetzt noch nicht in den Kopf, und jedesmal, wenn er auf den Korb schaute und an dessen Inhalt dachte, fiel ihm wieder ein, wie Agnes im Wald dagesessen hatte, strahlend vor Glück. Das schwarze Teufelsvieh hatte sie auf der abgeschiedenen Waldlichtung in ein quicklebendiges, liebenswertes Wesen verwandelt, und sosehr Klaus auch wünschte, daß seine Frau mit ihrer Ansicht recht hatte, kam ihm diese Zweisamkeit noch immer gotteslästerlich vor.

Martin wiederum wurde seiner Gedanken und Gefühle nicht Herr. Vor einigen Jahren war sein Weib gestorben, und zuletzt hatte er bei dem Überfall der Banditen auf sein Dorf auch die Söhne und Enkel verloren. Nun war er allein, hatte nur noch dieses Kind – falls es tatsächlich seine Enkeltochter sein sollte –, und mit großem Bangen erwartete er den Augenblick, da er ihm von Angesicht zu Angesicht gegenüberstehen würde.

Hoffte er ernstlich, daß Agnes seine Enkelin war? Erwartete er nicht vielmehr insgeheim, einer Fremden zu begegnen, die nichts mit Linas furchtbarem Schicksal zu tun hatte? Würde der Wunsch, das Kind wiederzuerkennen, ihn verleiten, sich eine Ähnlichkeit mit jenem Mädchen vorzutäuschen, dessen Aussehen er so gut wie vergessen hatte? Oder würde ihn die instinktive Abwehr gegen die Konfrontation mit seiner ungeheuren Schuld dazu verleiten, eine offensichtliche Ähnlichkeit, und sei sie noch so gering, zu leugnen?

Sollte sie wirklich verblödet sein, eine Verrückte, wie der Priester behauptete, dann nur, weil er ihr sein Herz verweigert hatte – war doch alles, was sie erleiden mußte, ausschließlich seinem feigen Versagen zuzuschreiben. Und er bangte davor, die Folgen seines Verrats in einem hilflosen, lieblosen Kind verkörpert zu sehen …

Und dann stand Agnes vor ihnen, und sie begriff von dem, was rings um sie vorging und von den Menschen, die sie anstarrten, nicht mehr oder weniger als eine Kuh, die man auf dem Marktplatz feilbietet und die um ihr Schicksal weder weiß noch es bedenkt.

Wilhelmina schluchzte laut, streckte die Arme aus und zog das Kind heftig an die Brust, Klaus biß unwillkürlich die Zähne zusammen, als er mitansehen mußte, daß Agnes überhaupt nicht darauf reagierte. Würde er sich denn nie ändern? Konnte er ihr denn nie verzeihen, sie nie verstehen?

Mit sanfter Gewalt befreite der Priester das Kind aus Wilhelminas Armen und stellte es Martin gegenüber. Der schaute es an. Das schmale Gesicht, die spitze Nase, die geröteten Wangen, aber bleichen Lippen, das zerzauste Blondhaar – das alles ließ ihn sofort an seine Tochter als kleines Kind denken, nicht an andere, vergleichbare Kinder ihres Alters. Nur an den Augen unterschieden sie sich. Zwar hatten sie dieselbe Farbe, das wohl, aber es fehlte ihnen der aufgeweckte, schalkhafte Glanz, der ihm selbst jetzt noch, in der Erinnerung, schmerzlich ans Herz rührte.

»Nun?« fragte der Priester. »Erkennt Ihr sie als Eure Enkeltochter? Könnt Ihr auf Ehr und Gewissen sagen, ob sie mit Euch verwandt ist?«

»Bei Gott, ich wünschte, ich könnte es!« rief er. »Aber ... aber zu viele Jahre sind vergangen. Sie war damals noch so klein, ein Kind von knapp zwei Jahren ...«

»Betrachtet sie genau. Gemahnt Euch auch nichts an ihr an Eure Tochter?«

»Wäre doch jetzt bloß mein Weib hier ... Frauen sind anders. Sie erkennen ihr eigen Fleisch und Blut immer und überall.«

Daraufhin ertönte mitten aus der Menge ein Schrei, und eine Frau drängte sich vor.

»Schande über dich, Martin, daß du deinesgleichen verleugnest. Im nämlichen Augenblick, da die Kleine hereinkam und ich sie sah, krampfte sich mir das Herz zusammen, so sehr gleicht sie deiner Tochter.«

Die Frau war plump und grauhaarig. Gemeinsam mit einigen jungen Leuten, die nicht zu ihr gehörten, aber bei dem blutigen Überfall Eltern und Familie verloren hatten, war sie als Flüchtling ins Dorf gekommen.

»Ich habe mich von diesem Sebastian lange genug beschwatzen lassen«, sagte sie. »Ich hielt ihn schon immer für einen Lumpen und hatte von Anfang an meine Zweifel,

ob wir richtig gehandelt hatten, als wir jene arme Frau in den Tod hetzten. Und was du vorhin gesagt hast, wollte ich zuerst gar nicht glauben, doch dann dachte ich: Da geht es um eine so wichtige Sache; wie ich den Martin kenne, kann das unmöglich gelogen sein. Aber jetzt kommt dein Enkelkind hier herein und gleicht aufs Haar deiner Tochter – so sehr, daß man es beinahe für ihr Gespenst halten könnte –, und du erkennst die Kleine nicht einmal, nein, das ist zuviel! Das darf man nicht schweigend hinnehmen. Schau sie doch an, Mann! Schau sie dir gut an! Selbst wenn nichts von alledem vorgefallen wäre, wenn Lina also überlebt und das Kind bei uns im Dorf aufgezogen hätte, wäre uns die Schande deiner Tochter nicht verborgen geblieben, denn hier hast du den lebendigen Beweis. Ach, ließ der Herr das Kind nicht schon genug für die Sünden seiner Eltern und Großeltern büßen?«

Das Geraune im Saal bewies, daß alle diesen Worten zustimmten. Die Frau war ihnen unbekannt, aber sie hatte mehr oder weniger klargestellt, was sie selbst in der Angelegenheit dachten: Sebastian war erledigt. Josef konnte man nur verachten, weil er sich wie ein Narr aufgeführt hatte, nun ja, etwas anderes war von ihm ja kaum zu erwarten gewesen. Und das bescheidene Restchen vom hysterischen Wahn, der sie in den letzten Tagen dummerweise erfaßt hatte, war dank des entschlossenen Widerstands eines einzelnen wie eine Seifenblase geplatzt. Insgeheim atmeten sie alle erleichtert auf.

»Martin«, sagte der Priester, »räumt Ihr ein, daß dieses uns als Agnes bekannte Kind in der Tat Eure Enkeltochter ist?«

Martin nickte stumm.

»Ja oder nein? Sprecht!«

»Ja. Sie ist es.«

»Mir gehört sie! Sie gehört mir!« stöhnte Wilhelmina auf und beschwor Martin in ihrer Verzweiflung mit flehentlichen Blicken. »Du darfst sie mir nicht wegnehmen!«

»Darüber reden wir später«, schnitt ihr Klaus das Wort ab. »Zuvor möchte ich wissen, welche Wiedergutmachung ich von Sebastian fordern kann, der soviel Leid und Zwist über uns gebracht hat.«

»Jagt ihn aus dem Dorf! Steinigt ihn! Werft ihn in den Fluß!«

Sie überboten einander mit haßerfüllten Rufen, und im Handumdrehen fand ihre Rachsucht, die bisher dem der Hexerei bezichtigten Kind gegolten hatte, ein neues Opfer. Sebastian, der stammelnd um Schonung bettelte, wurde aus dem Saal gezerrt, gestoßen und getreten. Nicht besser erging es dem gleichfalls in Ungnade gefallenen Josef. Immerhin begnügten sich die Leute damit, ihn bewußtlos im Staub liegenzulassen, mit blauen Flecken am ganzen Körper und einer heftig blutenden Wunde an der Schläfe.

Sebastian wurde buchstäblich in hohem Bogen aus dem Dorf befördert, und niemand machte sich die Mühe, nachzuschauen, ob er noch lebte, als er nicht mehr aufstand. Das blutgetränkte Gewand hing ihm in Fetzen vom Leib, und wahrscheinlich hatte er sich ein Gutteil seiner Knochen gebrochen.

Agnes stand unterdessen noch immer den im Saal Verbliebenen gegenüber, nur durch den Korb mit der Katze von ihnen getrennt.

»Macht den Korb auf!« bat Wilhelmina. »Laßt sie die Katze sehen. Bestimmt geht es ihr gleich besser, wenn sie die Katze sieht.«

Klaus schüttelte den Kopf. »Die Katze ist böse«, beharrte er. »Bei Gott, ich wünschte, sie wäre verreckt.«

Schließlich kniete sich Martin hin und lüpfte den Deckel. Die Katze hob mühsam den Kopf und blinzelte aus todkranken gelben Augen von einem zum anderen. Sie erkannte Agnes und miaute leise, spannte den Körper an, als wolle sie sich aufrichten, ergab sich dann aber ihrer Schwäche.

»Agnes, schau!« rief Wilhelmina, nahm das Kind an der Hand und zog es näher, obwohl es ohnedies in den Korb sehen konnte.

Aber Agnes senkte nicht einmal den Blick. Ihre Augen waren leer und wie blind.

Klaus und Wilhelmina brachten Agnes nach Hause. Martin begleitete sie und trug den Korb, denn Wilhelmina hielt auf dem ganzen Weg das Kind wie zum Schutz an den Schultern. Die Dörfler, an denen sie vorbeikamen, wandten sich beschämt ab und schlugen unwillkürlich das Kreuzzeichen, wenn sie den Korb mit der Katze sahen.

In gewisser Weise glich diese Heimkehr jener ersten vor sieben Jahren, als sie Agnes aufgenommen hatten, nur waren sie damals, anders als heute, voll Zuversicht gewesen. Wilhelmina weinte, Klaus zwang sich grimmig, nicht darauf zu achten, und Agnes war allem gegenüber gleichgültig wie eh und je.

Vor der sperrangelweit geöffneten Tür blieben sie überrascht stehen und starrten auf das heillose Durcheinander, denn keiner von ihnen hatte ja gewußt, daß das ganze Haus während ihrer Abwesenheit auf den Kopf gestellt worden war. Wilhelmina stieß einen Schrei der Entrüstung aus, aber nicht einmal jetzt gab sie das Kind frei, sondern schaute tatenlos zu, wie Martin den Korb abstellte und Klaus half, die Möbel wieder an den rechten Ort zu rücken.

Agnes entwand sich schließlich Wilhelminas schützenden Armen, lief zum Teich und starrte aufs Wasser, das sie schon immer fasziniert hatte. Wilhelmina ging ihr nach, hätte sie gern von neuem umfaßt, beherrschte sich jedoch, aus Angst, trotz aller Bemühungen das Kind nun endgültig verloren zu haben. Sie betrachtete das Spiegelbild. Es zeigte ein schmächtiges, blondhaariges Kind in einem schlichten Kleid aus selbstgewebtem Tuch, die Arme und Beine nackt – ein gespenstisches Wesen, das so, wie es neben ihr stand, unwirklicher aussah als sein Abbild auf dem Wasser.

War die viele Mühe vergeblich geblieben? Hatte Agnes Herz und Hirn gegen alles verschlossen, sogar gegen die Katze? Und wenn es so war, welche Zukunft gab es für sie in einer Welt, an der sie keinen Anteil nahm, sondern als zu grausam und unerträglich zurückwies?

Agnes ließ sich willenlos ins Haus führen, waschen, füttern und hinterher ins Bett legen. Aber sie schlief nicht ein. Wann immer Wilhelmina zu ihr hinüberschaute, lag Agnes mit offenen Augen da und starrte auf die Zimmerdecke. Das flackernde Feuer, die tanzenden Schatten entlockten ihr keine Regung. Diese Augen sahen nichts, bewegten sich nicht.

Klaus verkniff sich jeden Einwand, als Wilhelmina die Katze versorgte, ihr ein Plätzchen beim Feuer einräumte und sie aus dem Korb hob und fütterte, weil das Tier keine Lust zeigte, selbst zu fressen. Er beobachtete das wunderliche Vieh, unterdrückte seine Abneigung, um Wilhelmina nicht zu kränken, fragte sich aber, warum sie es mit soviel Hingabe pflegte – als gelte nun all ihre unerwiderte Liebe statt Agnes der Katze.

Martin blieb zum Abendessen, und Wilhelmina reinigte und verband seine Platzwunde über der Stirn.

Zuerst redeten sie, eher wortkarg, nur über Belangloses; zu sehr waren sie in Gedanken mit den Ereignissen des Tages und der ungewissen Zukunft beschäftigt.

Dann aber brachte Klaus zur Sprache, was ihnen mehr als alles andere durch den Kopf ging. »Nun, Martin, was soll deiner Meinung nach mit dem Kind geschehen?«

»Es gehört uns!« rief Wilhelmina hastig. »Es ist unser Kind! Er darf es uns nicht wegnehmen!«

»Ich will es euch gar nicht wegnehmen. Was wäre denn auch damit erreicht? Agnes kennt mich nicht. Ich kenne sie nicht. Wäre sie bei Verstand, könnten wir einander vielleicht mit der Zeit in Liebe näherkommen, so aber ...« Er schaute die beiden an. »Ihr habt euch für sie aufgeopfert. Ich habe kein Recht auf ihre Liebe – sofern sie überhaupt einer Zuneigung fähig ist. Ich wünschte nur, ich könnte euch irgendwie für die ungeheuren Mühen entschädigen, die ich euch aufgebürdet habe.«

Klaus fiel ihm brüsk ins Wort. »Wir nahmen Agnes in gutem Glauben auf, mit der besten Absicht, sie wie eine leibliche Tochter zu lieben. Aber du siehst selbst, daß das unmöglich ist. So schwer es mir fällt, es offen zu sagen: Sie fällt uns zur Last. Sie war schon immer eine ziemliche Belastung für uns, und das wird mit den Jahren nur noch schlimmer werden.« Er achtete nicht auf Wilhelminas erschrockenen Protest. »Du kannst leicht sagen, du hättest kein Recht auf ihre Liebe. Das ist ein bequemer Vorwand,
 uns deine Enkeltochter zu überlassen. Ich frage mich, ob du auch so reden würdest, wenn Agnes ein Kind wäre, wie jedes andere, hübsch, fröhlich und stets gehorsam. Viel-

leicht hättest du dir in diesem Fall sehr wohl überlegt, sie als Trost in deiner Einsamkeit zu dir zu nehmen.

»Ich wollte sie nicht absichtlich …«

»Ich habe dir nie böse Absicht unterstellt und tue das auch jetzt nicht. Und ich wage zu behaupten, daß du – als rechtschaffener Mensch, der du nun einmal bist – noch lange an den Sünden deiner Vergangenheit tragen wirst. Aber das ändert nicht das Geringste daran, daß wir weiterhin eine Verrückte am Hals haben, die nicht einmal unser eigen Fleisch und Blut ist.«

»Klaus, Klaus«, jammerte seine Frau. »Ich bitte dich …«

»Was erwartest du von mir? Soll ich das Kind zu mir nehmen? Ich tu's. Ich bin bereit, für meine Schuld zu zahlen. Ich dachte nur, daß dein Weib …«

»Agnes wird dieses Haus nicht verlassen!« rief Wilhelmina, sprang auf und stellte sich den beiden Männern entgegen. »Sie ist kein Vieh, das man auf dem Markt feilbietet. Sie ist auch nicht verrückt. Sie ist ein unsäglich armes Geschöpf, das jemanden braucht, der sie liebt. Und ich bin eine arme Frau, die jemanden braucht, den sie lieben darf. Ich bitte euch, ich flehe euch an, laßt sie mir! Nehmt sie mir nicht weg!«

Sie fiel händeringend auf die Knie, ihr Körper bebte, so sehr war sie von ihrem eigenen verzweifelten Wunsch beseelt. Dem konnte sich Klaus unmöglich widersetzen. Er ertrug es nicht länger, seine Frau so zu sehen, kehrte ihr angewidert den Rücken und gab sich murrend und seufzend geschlagen.

Wer wollte da noch behaupten, ein Mann sei Herr im eigenen Haus? Er wußte, daß ihm Wilhelmina nie verzeihen würde, wenn er das Kind jetzt preisgab. Und obwohl er sich längst mit der Bitternis des Lebens abgefunden hatte, wollte er doch nicht den Rest seiner Tage unter dem Haß seiner Frau leiden.

So wurde die Sache denn beschlossen, und wenige Tage später verließ Martin das Dorf, wie er gekommen war: als Fremder, der mit einer traurigen Schar anderer Fremder zu den Überresten seiner Behausung zurückkehrte.

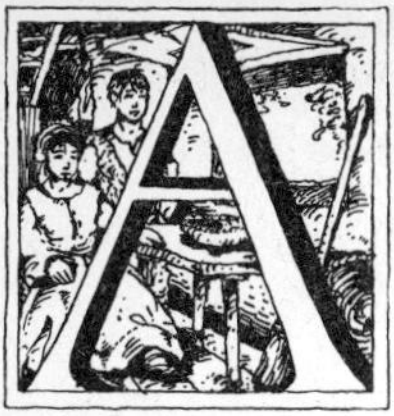

Agnes änderte sich nicht. Noch nie hatte Wilhelmina das Kind in einem solchen Zustand erlebt, und nach allem, was sie schon bisher durchgemacht hatte, lernte sie nun eine neue Angst kennen. Zuletzt hatte es wenigstens immer noch Hoffnung gegeben. Agnes hatte sich gegen die Außenwelt abgekapselt, war aber genügsam gewesen, hatte mit Steinen und Blättern gespielt, die Felder und Wälder durchstreift; und seit sie die Katze gefunden hatte, war sie aufgeblüht. Wilhelmina hatte ihr von den Augen abgelesen, wie glücklich sie auf einmal war. Agnes war zum Leben erwacht.

Jetzt aber ließ sie sich bloß widerstandslos vom Bett zum Tisch führen, vom Tisch in den Garten, wo sie steif und unbeweglich in der Sonne oder im Schatten saß, bis Wilhelmina sie am Abend wieder ins Haus brachte. Jedesmal stellte Wilhelmina den Korb mit der Katze an ihre Seite. Das Tier rührte sich kaum und schlief die meiste Zeit. Hin und wieder hob es den Kopf, schaute Agnes an und miaute leise – ohne daß Agnes das gesehen oder gehört hätte.

Klaus verfolgte, wie Wilhelmina die Katze und das Kind pflegte, und seine Verbitterung schmolz dahin. Allmählich empfand sogar er so etwas wie Mitgefühl für Agnes, die nicht länger ein stets ausweichender, nie greifbarer Schatten war, sondern eine allzeit gegenwärtige dunkle Stelle in seinem Leben, kurzum: ein Wesen, das Hilfe brauchte. Sie kam ihm jetzt jünger vor und schutzloser, und wann immer er sich daran erinnerte, wie unsagbar glücklich Agnes auf der Waldlichtung gewesen war, ehe er ihr Leben zerstört hatte, verfluchte er den unseligen Tag, an dem er sich von seiner Angst hatte leiten lassen.

Auch er gab mittlerweile zu, daß die Katze nichts weiter war als eine Katze, und er wußte beim besten Willen nicht mehr, warum er sie einmal für das verkörperte Böse gehalten hatte. Manchmal betrachtete er sie minutenlang und freute sich, daß ihr Fell wieder zu glänzen begann, daß die Wunden rasch heilten – und sei es auch nur, weil er als guter Landmann kein krankes, leidendes Tier sehen konnte.

Eines Nachmittags brachte Wilhelmina Agnes wie üblich zum Teich, weil es dem Kind dort früher am besten gefallen hatte. Wilhelmina saß ganz in der Nähe und flickte ein Hemd, das Klaus zerrissen hatte, und die Katze lag, wie stets, im Korb.

Auf einmal fühlte sich das Tier gesund genug für einen ersten Streifzug. Es hatte schon zuvor an der rauhen Wand des Korbes die Krallen geschärft, genoß die warme Sonne und wollte spielen. Es glitt aus dem Korb, wälzte sich im Gras, blieb auf dem Rücken liegen, streckte alle viere von sich und ruckte mit dem Kopf hin und her. Und als es seinen zappelnden Schwanz erblickte, versuchte es ihn mit Zähnen und Krallen zu packen. Wilhelmina mußte über dieses possierliche Schauspiel lächeln – und hielt plötzlich den Atem an, als sie sah, wie sich Agnes unerwartet umwandte und versonnen die Katze anstarrte.

»Lieber Gott«, flüsterte sie, »laß die Katze jetzt weiterspielen!« Und während sich das Tier selbstvergessen in der Sonne reckte und streckte und Agnes ihm dabei zusah, betete Wilhelmina unablässig um das lang ersehnte Wunder.

Agnes rührte sich nicht, aber ihre Augen folgten jeder Bewegung der Katze, und allein wie dieser lebendig gewordene Blick das Gesicht des Kindes veränderte, ließ Wilhelmina das Herz zum Zerspringen klopfen. Wäre doch Klaus jetzt hier gewesen! Er hätte es verdient, diesen Moment der Hoffnung mitzuerleben, und sei es nur, um für die Geduld belohnt zu werden, die er allen Zweifeln zum Trotz aufgebracht hatte. Er war im Stall und striegelte die Kuh, und Wilhelmina wagte es nicht, ihn zu rufen, weil sie fürchtete, damit den magischen Zauber dieses Augenblicks zu zerstören.

Plötzlich legte die Katze den Kopf schief und entdeckte Agnes. Sie rollte sich auf den Bauch, kam langsam hoch, legte die Ohren an, stellte den Schwanz auf, stelzte ohne Eile auf das Kind zu und scheuerte zuerst mit dem Hals, dann mit der ganzen Flanke gegen den reglos herabhängenden Arm des Kindes. Ihr Schwanz zitterte, ihre Augen verengten sich genüßlich zu schmalen Schlitzen. Dann drehte sie sich halb herum, ließ die Augen wieder weit werden, groß und gelb, schaute Agnes fragend an und miaute leise. Wie zur Probe legte sie die Pfote in den Schoß – und sprang auch schon nach, vergrub das Schnäuzchen an ihrer Brust und kitzelte sie mit der Schwanzspitze unter der Nase.

Agnes mußte den Kopf zurücklegen, um dem Gekitzel zu entgehen, und zugleich hob sie die Hand und legte sie dem nach Zärtlichkeit bibbernden schwarzen Ding aufs Fell. Langsam, unsicher, als müsse sie sich einer halb vergessenen Gewohnheit mühsam wieder entsinnen, strich sie der Katze sanft über den Rücken, glitt mit den Fingern hinter den Ohren entlang, fand die Stelle unter dem Kinn und begann sie zu kraulen. Die Katze wand sich vor Vergnügen, rückte noch näher heran, legte sich Agnes voll auf die Brust, und das Kind fühlte, wie in der Kehle des Tieres ein sanftes, zufriedenes Vibrieren erwachte, stärker und stärker wurde, anschwoll und sich zuletzt als wohlvertrauter glücklicher Gesang Bahn brach.

Da zog Agnes die Katze an sich, nahm sie in die Arme, wiegte sie verzückt, fühlte die Musik an ihre Brust schwingen, an ihr leeres Herz rühren. Tränen strömten ihr über die Wangen, und ihr Mund öffnete sich zu einem stummen Freudenschrei. Sie barg ihr Gesicht an dem warmen schwarzen Leib, dem soviel Liebe entströmte ... – und dann wurde ihr bewußt, daß Wilhelmina sie beobachtete.

Zunächst erschrak Agnes, und Wilhelmina versteinerte beinahe vor Angst. O Gott, warum hatte Agnes ausgerechnet in diesem Augenblick herschauen müssen?! War jetzt, wieder einmal, alles verloren?

Dann stand Agnes langsam auf und kam, die Katze an die Brust gepreßt, das tränennasse Gesicht ein einziges Staunen und unsicheres Fragen, auf Wilhelmina zu.

Die sah aus dem Augenwinkel, daß Klaus soeben den Stall verließ und sich ebenfalls näherte. Sie fühlte sich zwischen den beiden hin und her gerissen. Hatte sie Klaus zuvor sogar herbeigesehnt, fürchtete sie nun, seine Gegenwart könnte Agnes aus ihrer seltsamen Verzückung reißen. Begriff er denn nicht, daß ihnen vielleicht jetzt, endlich, ein Wunder bevorstand? Fiel es ihm denn so schwer, ein klein wenig zu warten?

Aber noch während ihr diese Gedanken durch den Kopf schossen, stand Agnes bereits vor ihr, kniete nieder und hielt Wilhelmina die Katze hin. Ihr Mund öffnete sich, als wollte sie Wilhelmina etwas sagen. Wieder und wieder versuchte sie es, ohne auch nur einen Laut über die Lippen zu bringen. Unwillkürlich ahmte Wilhelmina sie nach, spürte ganz intensiv, was Agnes in diesem Augenblick empfand, rang wie sie um dieses eine, erste Wort.

Und dann geschah das Unglaubliche, wurde das Wunder wahr.

Sie sagte: »Ag-nes. Agnes.«

Wilhelmina schlang die Arme um das Kind, riß es samt der Katze an sich und schluchzte vor Glück. Als Klaus ihr die Hand auf die Schulter legte, gab sie das Kind frei und schaute zu ihrem Mann hoch.

»Hast du gehört, was sie gesagt hat?« rief sie. »Hast du es gehört?«

Er nickte, ließ seinen Blick ernst auf Agnes ruhen, die wieder den Kopf an den Leib der Katze gepreßt hatte und dem leisen Gesang lauschte. Zögernd faßte er sie unters Kinn, zwang sie sanft, behutsam, ihm das Gesicht zuzuwenden, und sein rauher Daumen streichelte ihr über die Wange.

Agnes machte eine winzige Bewegung – als wollte sie ihm die Katze zeigen –, und abermals nickte er, und weil er zu ahnen schien, was Agnes jetzt von ihm erwartete, wanderte seine Hand langsam von ihrer Wange hinunter auf den Rücken des Tieres, und seine Finger tasteten sich vorsichtig in das weiche Fell.

Agnes schaute ihm zu. Sie schaute ihn an. Sie ließ ihn an ihrem Glück teilhaben, und zum ersten Mal wurde ihm im Ansehen dieses Kindes warm ums Herz.

»Agnes«, sagte er. Und wieder: »Agnes.« Als würde er sie endlich erkennen. »Eines Tages, so Gott will, wirst du unsere Agnes sein.«